こころゆるませ漢方養…

櫻井大典
漢方家
国際中医専門員

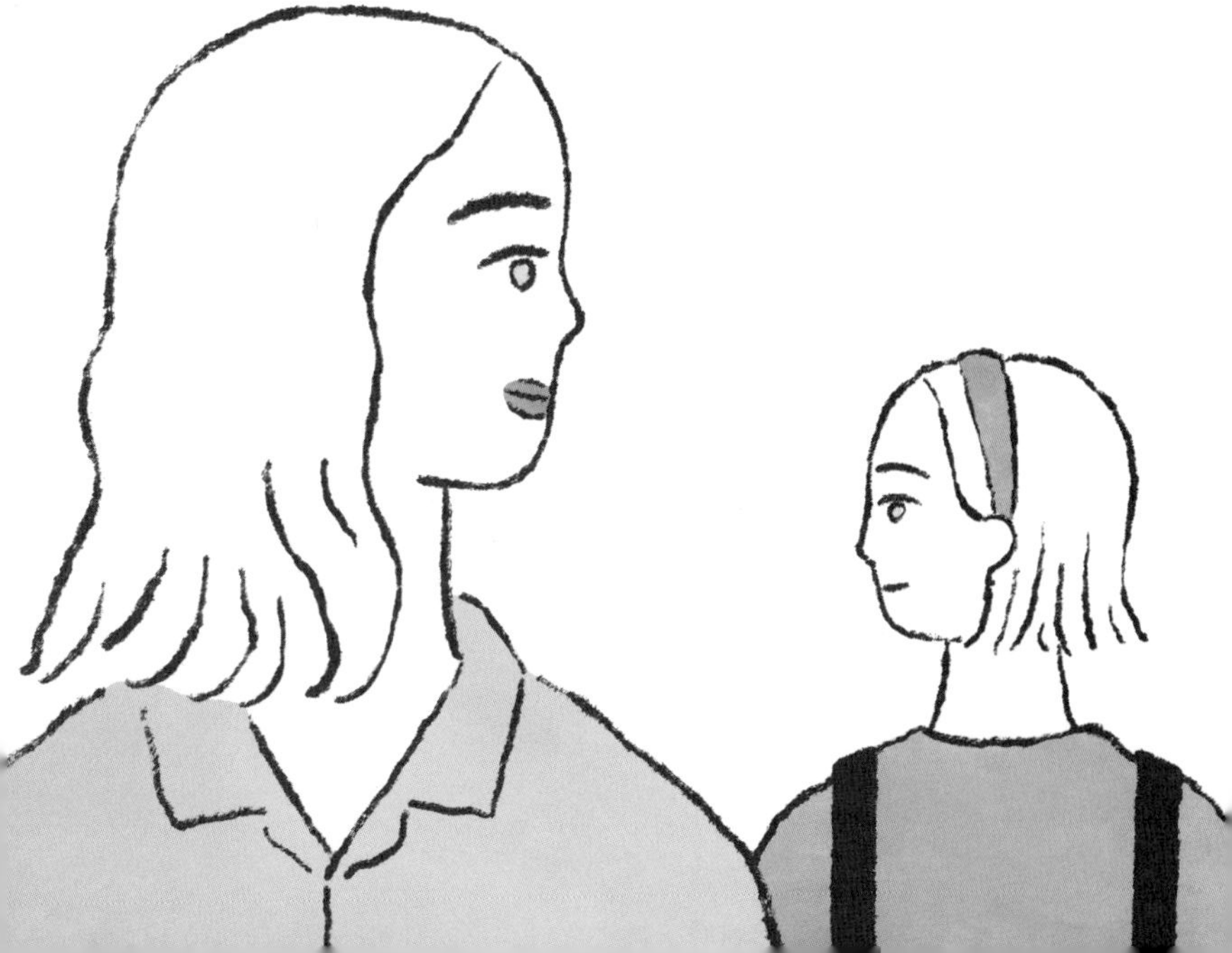

はじめに

その昔、「悶々と考えすぎて、夜、まったく眠れない」と、
不眠に悩む一人の女性が、漢方医を訪ねました。
医者はベロンベロンに酔っ払いながら診察。女性はひどく憤慨して帰ります。
けれど、その晩から、女性は不思議とぐっすり眠れるようになったそうです。

中医学の本を読んでいると、こんな話が
薬の処方法と同列に並んで詳しく解説されています。

その医者は、決して酔っ払っていたわけではありません。
彼女の症状や話を聞いて、怒りの感情を呼び起こすことが
この症状の改善につながると考え、

酔っ払ったふりをして診察する、という〝治療〟を行っていたのでした。

中医学で病を治すために講じるのは、漢方薬を処方するだけではありません。
楽しいという感情が役に立つと考えれば、その場でおどけてみせることも、
愉快な踊りを披露することも、漢方医の立派な治療。
たとえ原因は不明でも、
自然哲学を基に、これまで積み上げてきた膨大な知識を駆使し、
症状から想像しうるあらゆる改善策を考え、対策を講じます。

そこには、目の前の苦しんでいる人に寄り添い、病と向き合って
ただただ助けてきた、長きにわたる実践の歴史があり、
それが現代まで脈々とつながっていると、日頃から感じています。

まだまだではありますが、僕もとにかく、
今、悩んでいる人を救いたいという一心で、相談を受けている毎日です。

僕の相談所に訪れるのは、真面目な方が多いです。
ご自身の不調を治すために、みなさん
「もっとがんばらなきゃ」、「自分を変えなきゃ」とおっしゃいます。

でも、がんばらなくて、大丈夫です。
変わらなくて、いいんです。
今のあなたのままで、まったくなんの問題も、ありません。

もちろん、生活習慣や食習慣を変えるという面で
多少がんばりが必要なところはあるかと思いますが、
あなたという存在を変える必要がないことは、再三お伝えしています。
メンタルや性格、思考、または自分の体など、今のあなたを形づくっている
さまざまな要素は、これまでの人生を生き抜くために、
与えられた環境の中で命を絶やさずにつなぐために、
自分で自分を守るために、

あなた自身がきっと必死で築き上げてきたもの。

だからこそ、あなたは今ここにいて、生きています。

そんな大切なものは、どうぞ捨てないでください。


それよりも、自分の体のことを知り、今の環境や社会との上手な付き合い方を一個でも二個でも学ぶ方が、きっと楽しく、快適に暮らせます。

中医学の知恵や知識は、その一助になると、僕は常々思っています。


この本では、日頃の小さなお悩みを中心に、主に中医学の観点から、ときには個人的見解も含め、考えられる原因や養生法を詳しくお話ししました。

みなさんの毎日に寄り添う一冊となれば、とてもうれしく思います。

もくじ

第1章 眠れない……23

第4章 気力がない……111

第5章 痩せること・太ること……141

第6章

その他のモヤモヤ……165

● 中医学の専門用語や、私たちが一般的に使っている言葉でも中医学の理論に基づいて言葉を発している場合（その機能や役割が一般的な認識と違う場合があります）は、「　」で区分して表記しています。例えば、「血」は、中医学の用語では「けつ」と呼び、西洋医学での血（ち）とは異なる概念を持ちます。また、胃腸と表記している場合は、私たちが日常的に使っている言葉と同意ですが、「胃」、「腸」と表記している場合は、中医学で考える臓腑の理論に基づいたうえで、発しています。

● お悩みや症状が違う場合でも、中医学の理論に基づいて紐解いていくと、同じ原因が考えられることも多く、解説や養生法の説明が似通う部分もあります。こころと体は一つであり、それぞれが互いに関わり合い、影響し合っているという認識のもと読み進めていくと、より理解が深まると思います。

● 実際の漢方相談では、顔色や瞳の輝き、肌の状態、舌を見せていただいたり、その人の生活環境や食習慣、置かれている環境などを細かく聞いたりしたうえで、原因を探っていきます。本書では、文字で限定的に説明された症状だけで判断しているため、書かれている養生法を試しても改善しない、体調がすぐれないなどの問題があれば、お近くの漢方薬局や専門医に相談することをおすすめします。

はじめてさんのための

ざっくりとらえる

中医学《ちゅういがく》のいろは

東洋哲学をベースに、中国で四千年以上に渡り臨床から得た知を積み重ねてきた中医学。その概念や基本理論をやさしく紹介します。

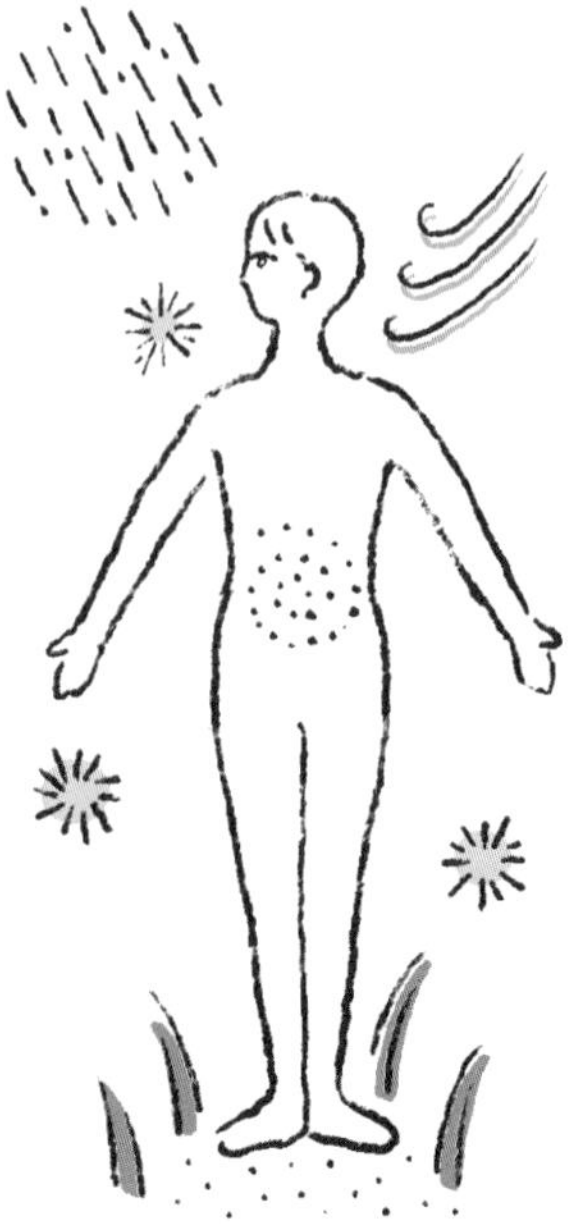

1 古代から伝わる自然哲学 そもそも中医学って？

哲学とは、自然の物事をどう理解するかという、ものの見方のこと。現代では科学と呼ばれる、西洋で発達してきた尺度で物事を判断することが一般的です。

一方、中医学は東洋哲学を基にしているため、そもそもこのものの見方が異なります。追って紹介する「陰陽論」や「五行説」も東洋哲学の基本概念ですが、まず知っておいてほしいのは、こころと体は一つであること。人間も自然もすべてつながっていて、それぞれが影響し合っていると考えます。

一見同じ症状でも原因は人それぞれで、僕ら漢方家は、望診《ぼうしん》と言って、顔を診たり舌を診たり（舌診《ぜっしん》）して、目の前にいる患者さんとの対話を通していろいろな角度から原因を探り、改善策を模索します。症状があれば対処法は必ずあるのが中医学、とも言えます。

中医学の考え方 虚《きょ》と実《じつ》・補《ほ》と瀉《しゃ》

「虚」は相対的に弱い状態を指し、「実」は病の原因が強い状態を指します。
症状がある場合、まず何かが不足（「虚」）しているから不調なのか、もしくは過剰（「実」）だから不調なのかを見ます。「虚」と判断すれば、足りない分を補う処方、「補」を、「実」と判断すれば、過剰な分を取り去る、「瀉」の処方をします。

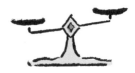

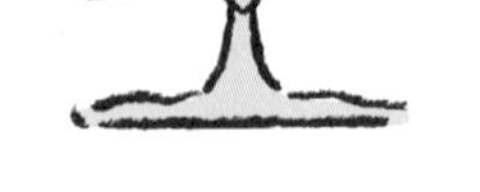

2 中医学の基本概念を知ろう
陰陽論《いんようろん》って どういうこと？

「陰陽論」は中国人が築き上げた宇宙観のことです。もともと宇宙は、混沌とした、あらゆるものが混じり合った球体でした。その状態から「天」と「地」に分かれていった、これが「陰」と「陽」の始まりです。要するに、すべてのものは「陰」か「陽」に分類されると考えるのが「陰陽論」です。「陽」は、白いもの、明るいもの、軽いもの、よく動くもの、速いもの、熱を帯びているもの、つまりどんどん上に溜まっていくものです。一方で「地」に値する「陰」は、水や金属、静かで落ち着いているもの、重たいもの、暗いもの、冷たいもの、ゆっくり動くものと、とにかく下に行くものです。

万物すべてがどちらかに属していて、両者のバランスを保つことで自然界は成り立っています。ここで重要なのは、「陰」と「陽」のどちらがよいというわけではないということ。「陰」と「陽」のいずれも必要で、両者のバランスを保つことが重要です。ただ、そのバランスは必ずしも均等なわけではなく、状況に応じて割合が異なる場合があります。

陽 こんなイメージ

- 天
- 太陽
- 昼
- 動くもの
- 温かい、暑い
- 明るい
- 陽気
- 体の背中側
- 「気」（P 12）

陰 こんなイメージ

- 地
- 月
- 夜
- 止まっているもの
- 冷たい、寒い
- 暗い
- 陰気
- 体のお腹側
- 「血」（P 12）、「津液」（P 13）

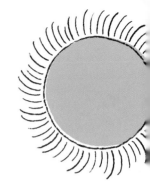

3 体をつくる大事な要素「気《き》」・「血《けつ》」・「津液《しんえき》(水《すい》)」と「精《せい》」のはなし

気

人が健やかに、生き生きと活発に動くためのエネルギーを、「気」と呼びます。「気」は、主に食事と呼吸からつくられます。日々の活動で「気」は常に消費されるので、適切な食事を摂って「気」をつくり、常に十分な量を体に補給することが、元気な毎日を送るために重要。同時に、「気」は滞りなく体内を巡る必要もあります。「気」の量の不足や、「気」の流れの滞りは、さまざまな不調を招きます。

＼流れが滞ると／
気滞《きたい》
「気滞」だとストレスが溜まりやすいし、過剰なストレスは「気滞」を引き起こす。

＼量が足りないと／
気虚《ききょ》
元気がない、やる気がないといった症状は、すべて「気」の不足、「気虚」が原因。

血

血管内を流れる赤い体液のことを「血」と呼びます。西洋医学で言う血液と同様に栄養を運ぶ役割も持ちますが、中医学では精神を安定する作用も持つと考え、血液と同じとは考えません。主に食べものからつくられます。
「血」は自らの力で体内を巡ることはありません。「気」の作用によって初めて全身をくまなく巡ることができ、体の隅々まで栄養や潤いを届けることができます。

＼流れが滞ると／
お血《けつ》
汚れてドロドロの状態の「血」は流れが悪い。偏った食事や冷えは「お血」の原因に。

＼量が足りないと／
血虚《けっきょ》
栄養不足状態のため、さまざまな不調の原因に。女性は月経でも「血虚」に傾きやすい。

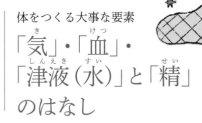

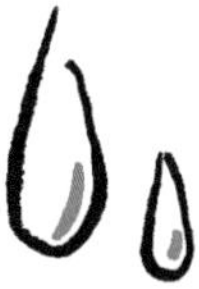

津液（水）

「血」以外の体液のことで、体の潤いです。厳密に言えば「津」はサラサラとした液体で、「液」はもう少し粘度のある液体ですが、まとめて「津液」と呼ぶことが多いです。日本ではわかりやすいように「水」と表記している場合もあります。

「気」が「陽」に属すのに対し、「血」と「津液」は「陰」に属し、「津液」も「気」の作用によって初めて体内を巡ることが可能になります。

＼流れが滞ると／
痰湿《たんしつ》
流れが滞った状態のほか、水分が固まりドロドロとしたもの自体も「痰湿」と呼ぶ。

＼量が足りないと／
陰虚《いんきょ》
体内がカラカラに乾いて、潤い不足の状態。唇の乾燥や便秘などの不調を招く。

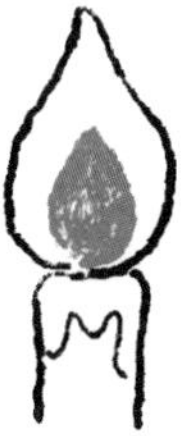

精

生命力の根源であり、命を燃やすためのエネルギーのことです。妊娠させる力であり、妊娠を育む力でもあります。

「精」には、生まれながらに持つ「先天の精」と、その後の飲食によって養われる「後天の精」の２種類あり、誕生の瞬間に声を出して泣けるのも、おっぱいに吸い付いて飲めるのも、「先天の精」があるからと考えます。もともとの体の強さといった遺伝的要素も、これに含まれます。

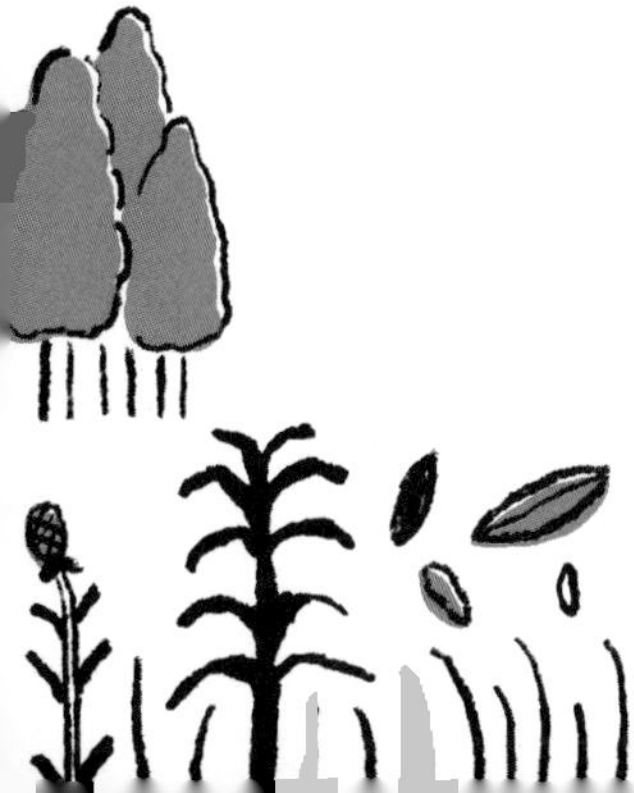

4 すべて５つの要素でつくられている 五行説《ごぎょうせつ》ってなんだろう？

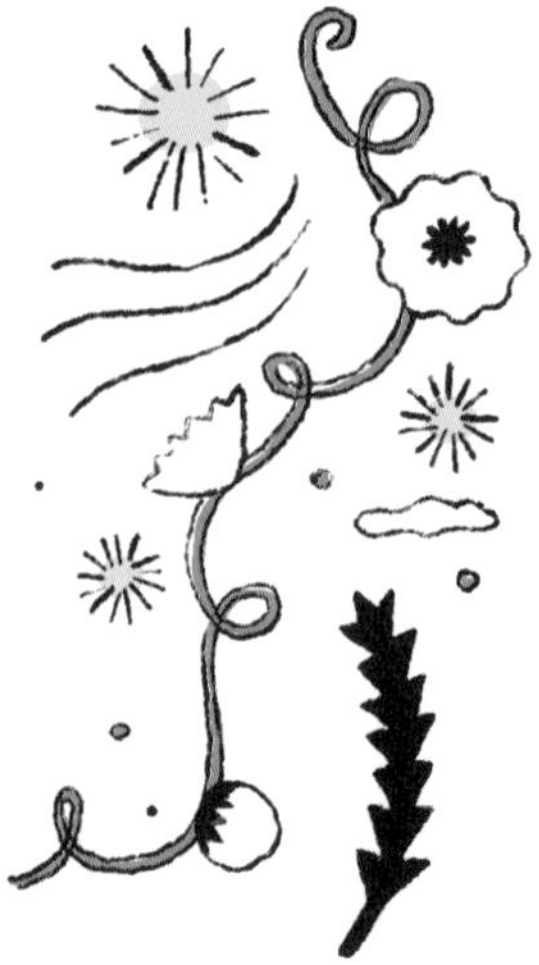

この世に存在する物事は、すべて「木、火、土、金、水」の５つの要素＝五行から成り立つと考える、東洋哲学のものの見方であり、中医学の基本となる考え方です。左頁の図のように、五行はいずれかの働きを抑えたり（「相剋《そうこく》」）、助けたり（「相生《そうせい》」）、また循環することで均衡を保っています。中医学では、主に「陰陽論」と「五行説」を用いて症状から見立てし、治療を行っていきます。

５つの性質

木 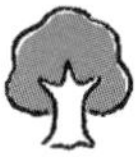

植物の草、木を表しています。
草木が芽吹いてその芽を上へと伸ばすように、成長や発散、広がったり上昇したりする性質を持ちます。

火 

燃える火を表しています。
活発に活動する様で、燃え盛る火のように、炎上や上昇する性質を持ちます。

土 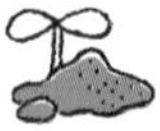

母なる大地や土壌を表しています。
その豊かな大地で植物を育むように、生成や発育、保護する性質を持ちます。

金 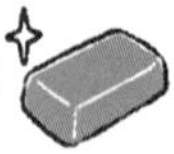

金属や鉱物を表しています。
その輝きの美しさから清潔感や清涼感、金属は形を変えることができる様から、硬いものから変化する性質を持ちます。

水 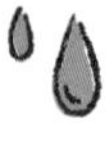

水を表しています。
冷たい水が地中に染み込んで、植物の生命を養うように、潤いや下降（下へ流れる）、冷涼な性質を持ちます。

五行と五臓《ごぞう》

五行説を、体を動かす臓器に展開したのが、五臓です。
それぞれが優勢にも、劣勢にも傾くことなく、
五臓すべての均衡がとれた状態が健康と言えます。

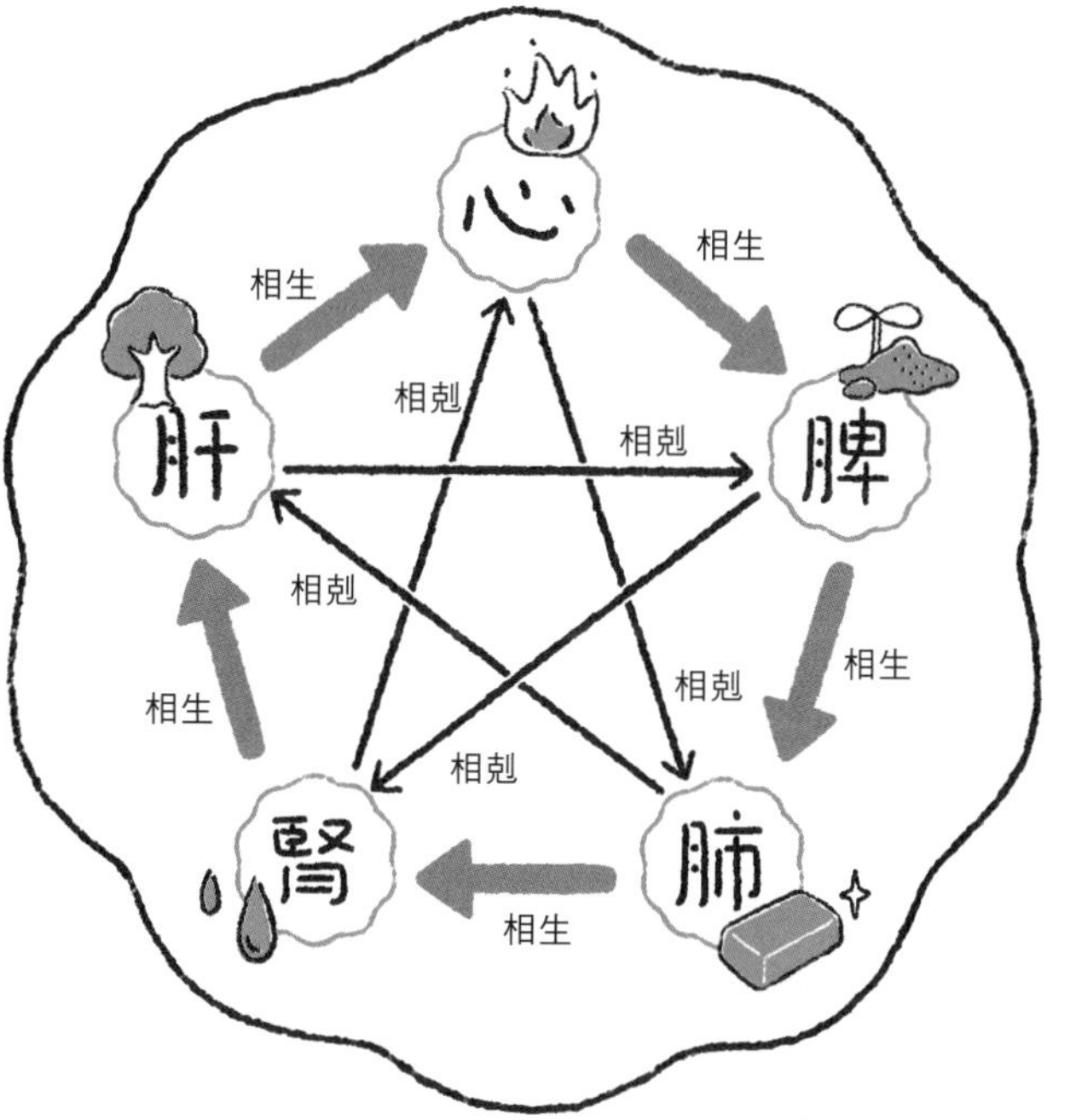

「五臓」で見ると……

「脾」に何か症状が見られた場合、「脾」自体の弱りのほか、「肝」がダメージを受けていて、「脾」を抑制できていないからと考えることもできるし、「心」がダメージを受けていて、「脾」へのサポートが足りていない、とも考えられる。

相剋《そうこく》と相生《そうせい》

相手の働きを抑制する関係を「相剋」と呼び、相手の働きを助ける関係にあることを「相生」と呼ぶ。図の矢印が示すように、水は火を消す（水が火を抑制する「相剋」の関係）が、木は水を吸うことで育つ（水が木を助ける「相生」の関係）と考えられる。

5 体を動かす大事な臓腑 五臓《ごぞう》と六腑《ろっぷ》

五臓

肝臓や心臓など、西洋医学の臓器名を連想しがちですが、臓器そのものではなくより広い概念や働きを持つと中医学では考えます。

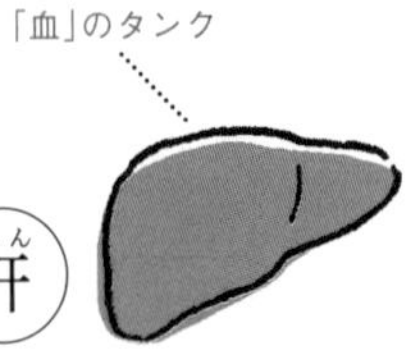

肝《かん》

体に指示を出す司令塔

呼吸や消化、筋肉の動き、「気」「血」の巡りなど、体のあらゆる臓器・器官が過不足なくスムーズに働くよう、指示を出したり、調整したりする役割を持つ。

情緒やメンタルとも深い関係があるため、「肝」が弱るとこころは不安定になりやすい。ストレスを柔らかく受け止めるクッションの役割も担う。

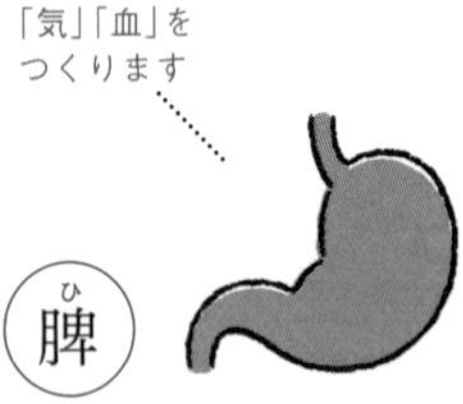

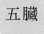

脾《ひ》

飲食物の消化・吸収を担う

六腑の「胃」と一体になり、飲食物を消化・吸収する、消化器の役割を持つ。一般的に「胃腸の調子が悪い」と言うことがあるが、この〝胃腸〟が中医学では「脾胃」に該当する。

消化して吸収した栄養分から、「気」「血」「津液」「精」(「後天の精」)を生成し、「気」は肺へ、「血」は「肝」へ、「津液」、「精」は腎へ送られる。

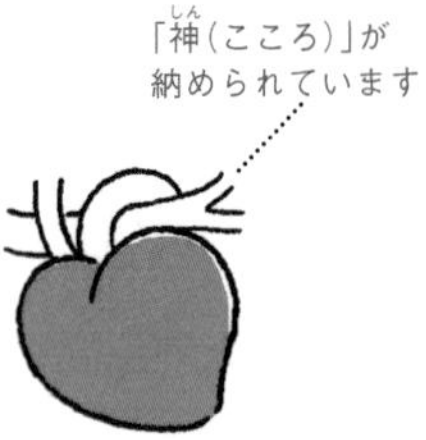

心《しん》

「血」を集め、送り出す

すべての臓腑を統括していて、五臓の中でも一番重要な臓器と言える。

「血」を集めて、必要な場所へ送り出す、ポンプとしての役割を持つ。また、精神を安定させたり、意識や思考を正常にさせたりする作用もあり、「心」が「血」で十分に満たされていると、安心していられると考える。

六腑

五臓と表裏一体となり、
体がスムーズに動くように
働くのが六腑。
五臓と六腑のペアは
以下の通りです。

六腑		五臓
胆《たん》	→	肝
小腸	→	心
胃	→	脾
大腸	→	肺
膀胱《ぼうこう》	→	腎
三焦《さんしょう》		体液を司る場所で、いわゆるリンパ管のような働きをする。五臓のすべてとつながりがある。

「胆」は、栄養を全身へ流す。「小腸」は「胃」で消化した飲食物の要・不要を分別する。「胃」は飲食物をドロドロにし、「小腸」へ送る。「大腸」は「小腸」で分別されたものから水分を吸収、糞便を排出。「膀胱」は余分な水分を排出する。

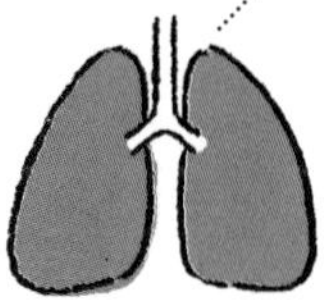
呼吸を行います

肺《はい》

新鮮な空気から「気」を生成

新鮮な空気を吸い込んで「気」をつくり、「脾」で飲食物からつくられた「気」と一緒に、全身へ送り出す働きを持つ。同時に汚れた空気を排出し、呼吸を行っている。

また、「血」や「津液」を全身に巡らせて、栄養や潤いを運んだり、分配したりするほか、皮膚や粘膜などのバリア機能、免疫機能とも関わりがある。

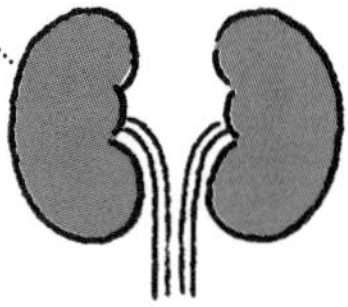
「津液」のタンク
「精」も蓄えています

腎《じん》

潤いは蓄え、尿は排出する

成長や発育、生殖を司る、生命力の根源ともいえる「精」を蓄えている臓器。

「津液」を蓄える貯蔵庫でもあり、六腑の「膀胱」とともに、不要な水分は尿に変えて排出する働きも持つなど、全身の水分代謝を行っている。

また、体を温める役割も持つ。

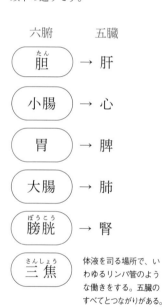

6 五行説のいろいろ

五行説をさまざまな
カテゴリーに応用したのが、
五行色体表です。
とくに本書で関係あるものを
一覧にまとめました。

五行色体表《しきたいひょう》

	五腑《ごふ》（六腑）	五臓《ごぞう》	五行《ごぎょう》
	胆	肝	木
	小腸	心	火
	胃	脾	土
	大腸	肺	金
	膀胱	腎	水

表の見方

例えば「肝」「胆」は、強風で病気になりやすいと見ることができる。季節では春にあたるので、春は風に気をつけて、「肝」「胆」をいたわる養生が望ましいとも考えられる。

五味で見ると、「酸」味は、「肝」「胆」の働きを助けるが、逆に言えば、「酸」味を求めるときは「肝」「胆」が弱っているとも考えられる。

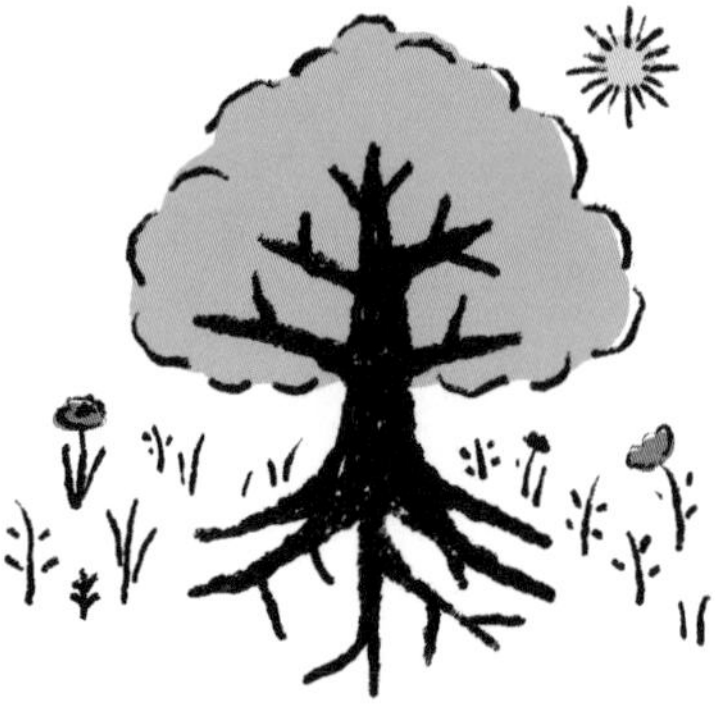

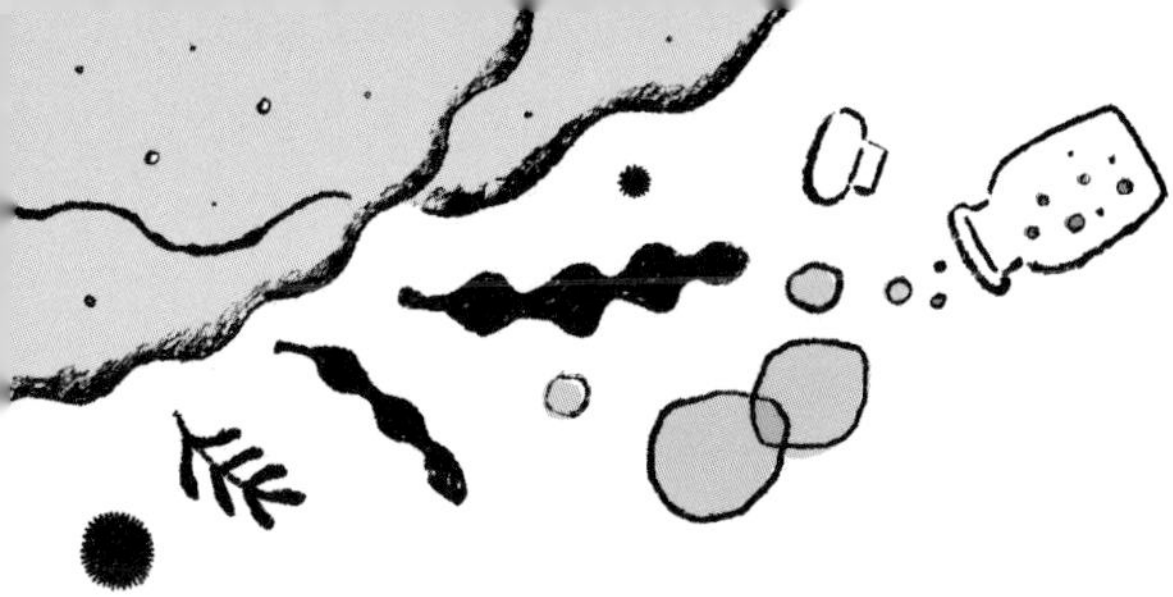

五悪《ごあく》 五臓が 嫌うこと	五味《ごみ》 五臓が弱ると 求める味	五志《ごし》 五臓と つながりの ある感情	五季《ごき》 五臓が影響を 受けやすい 季節	五華《ごか》 五臓の異変が 表れる場所	五根《ごね》 五臓と つながりの ある感覚器官
風	酸	怒る	春	爪	目
熱、暑さ	苦	喜ぶ	夏	顔	舌
湿気	甘	思い悩む	梅雨 (長夏《ちょうか》)	唇	口
乾燥	辛	悲しむ	秋	体毛	鼻
寒さ	鹹《かん》 (塩辛い)	恐れる、 驚く	冬	髪の毛	耳

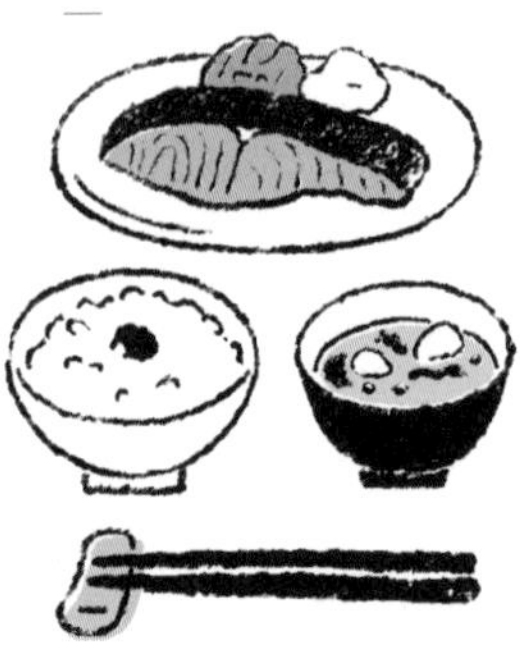

今日からできる

かんたん食養生のきほん

毎日の飲食物が、今の体とこころをつくっています。体が喜ぶ食事と嫌う食事を知り、日々の食事を見直してみてください。

控えたい食べもの・飲みもの

　中医学＝漢方薬と思いがちですが、漢方薬も普段の食事同様、自然に生きる動植物が原材料です。毎日食べる食事を気遣うことが、養生の第一歩。まずは消化・吸収を担う「脾」「胃」をいじめる食事は控えましょう。

お菓子などの甘いもの

高糖度のものは消化・吸収されにくく、体内に滞りやすい

揚げ物など脂っこいもの

油脂分が多いと消化・吸収されにくく、体内に滞りやすい

スパイスなど
刺激が強いもの

体内に「熱」を生む

洋食や加工食品

高タンパクで油脂分や添加物が多いため、消化・吸収されにくい

お酒などのアルコール

体内に「湿」と「熱」を生む。とくに冷たいと消化・吸収されにくく、体内に滞りやすい

ジュースやアイスなどの冷たいもの

冷たいものは消化・吸収されにくく、体内に滞りやすい

コーヒー

興奮を招く性質が強く、体内に「熱」を生む

中医学的

“正しい”食事と食べ方

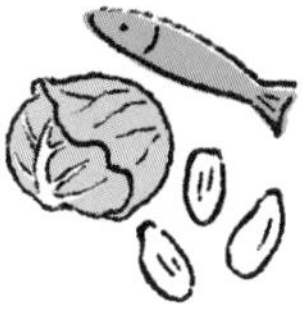

1

穀物４割、野菜４割、動物性食品２割を目安に

日本の伝統的な食生活が、日本人の体質には合っています。穀類は、米や小麦、大豆、ひえ、あわ、きびなどを、動物性食品は、肉、魚介類、卵、牛乳、乳製品を指します。野菜は、とくに不足しがちな加熱した葉野菜を摂ることを忘れずに。

2

旬のものを意識して、いろいろな食材を

夏が旬のすいかには体を冷やす効果があるなど、旬のものは、その季節に人が必要とするパワーを兼ね備えています。また、一つの食べものばかり摂ると、栄養や性質が偏るため、いろいろなものをバランスよく食べましょう。

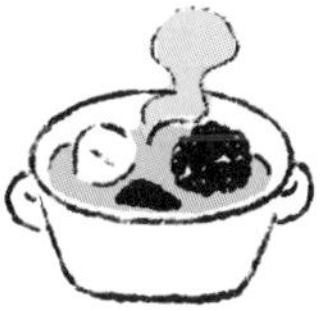

3

火を通して温かく

栄養満点の食事でも、「脾」「胃」が弱っていると体に吸収されず、意味がありません。冷たいものは、飲食物の消化・吸収を担う「脾」「胃」に負担をかけるため、中医学では火を通して温かく食べることが基本です。

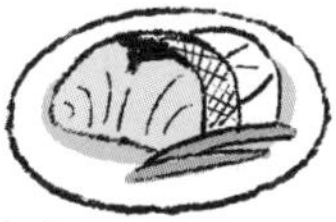

4

和食を中心にあっさりとした味付けで

油脂分が少なく、出汁のうま味を生かすなど薄味が基本の和食は、「脾」「胃」に負担をかけない、日本人の体質と日本の気候に適した食事です。人によって合わない食べものは存在しますが、焼き魚定食はほとんどの方におすすめです。

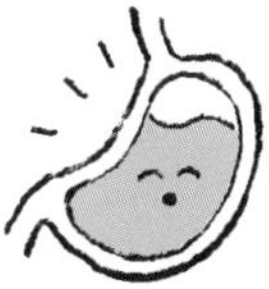

5

よく噛み、腹八分目を心がけていただく

よく噛むことと腹八分目にすることで、「脾」「胃」に必要以上の負担をかけません。腹八分目で満足するには、最初に汁物200mlほどを飲んでから、食事に移ること。とくにひと口目は、30回以上噛むのがおすすめです。

第1章

眠れない

疲れているのに眠れない、
朝まで寝たいのに途中で目覚める……。
そんな不眠にまつわるお悩みの原因を
中医学の視点から
細かく探っていきましょう。

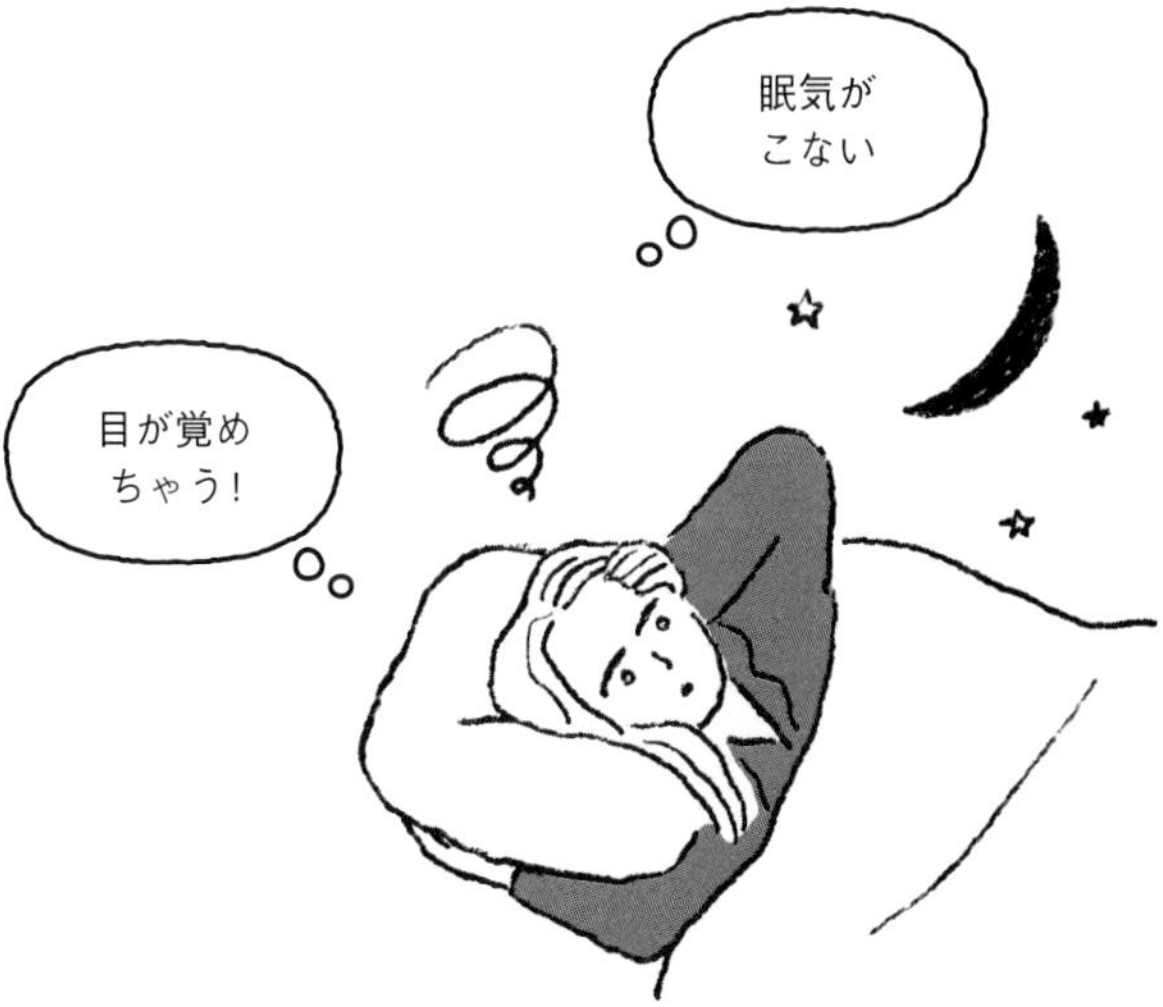

「なるべく早めにベッドに入るようにしているのですが、なかなか眠りにつけず寝不足の日々が続いています」

22時ぐらいにベッドに入っていても、翌日の仕事の予定を考えたり、ふと今週中に終わらせなければいけない用事が浮かんだりと、いろいろなことが頭を巡ってなかなか寝つけません。

気がつけば24時を回ってしまう日も多く、寝不足の日々が続いています。そのせいで日中は眠たくなるのですが、いざ夜、寝ようとすると、眠気が起きないのです。

どうしたらスムーズに眠ることができますか？

「陰《いん》」と「陽《よう》」のバランスが崩れています

冒頭（Ｐ11）で「陰陽論」について説明しましたが、この「陰」と「陽」のバランスが崩れている可能性があります。まずは、「陰」と「陽」について、簡単におさらいしてみましょう。

この世の万物すべてが「陰」と「陽」のいずれかに属している、とお話ししましたね。「陰」と「陽」に優劣はなく、どちらも必要なもの、だとも。人体に当てはめると、活動すること、興奮すること、これは「陽」に属します。「陰」はリラックスすること、睡眠などです。人間の活動というのは、「陽」に支配された行動です。でも、「陰」があることで逆に止まれます。休養することができる。夜にしっかり休むからこそ日中はよく働くことができるし、日中によく動くからこそ、夜間はしっかりと眠れるわけです。両者がバランスよく存在するからこそ、互いの行為を助け合うことができるし、制御もし合えます。けれどこの均衡が崩れると、相手を制御できません。

眠るという行為は、「陰」が優勢の状態です。でも、今の状況は、「陽」の力を「陰」が制御しきれていない。体内では、「陰」よりも「陽」の方が活発化していて脳が興奮状態にあり、うまく眠りに入れない、ということが起こっているのです。カーテンを閉めたとき、しっかり閉め切れず、外の光が漏れている状態を想像してみてください。「眠りたいのに眩しいなぁ」という、あの感じ。今の状況はまさにこの状態です。「陰」の力ですっぽりと「陽」を覆う必要があるときに被せきれず、隙間から「陽」という光が漏れてしまっているイメージです。

「陽」のパワー過剰？ 「陰」のパワー不足？

この状態になっている理由としては、二つ考えられます。一つは、「陽」の力が強いという状態。もう一つは、「陰」の力が弱くなっているため、相対的に「陽」の力が勝っている、という状態。

前者の場合は、「陽」の力を取り去る必要がありますし、後者は「陰」のパワー不足が原因ですから、「陰」の力を補ってあげる必要があります。

では、ご自身がいったいどちらの理由で眠れないのか、探る方法をいくつかご紹介しましょう。

自分の状態をよく見て、どちらに該当箇所が多いでしょうか。

「陽」が強い場合に見られる症状

● 日常でイライラすることが多い、ストレスが多いと感じている

●舌全体が赤くなっている。さらに黄色っぽい苔が厚くついていることがある
●のぼせやすい、顔が赤い
●脂っこい食事が多い、辛いものが好き。甘いものをいっぱい食べている
●毎日お酒を飲んでいる

「陰」が弱い場合に見られる症状

●喉がやたらと渇き、水や冷たいものを欲する
●舌が赤く、小さく縮んでいる。乾燥してひび割れている。苔はない
●手足が熱く、ほてりやすい、のぼせやすい
●便秘気味で便はコロコロとしている。体型は痩せ型
●辛いものが好き。水を一日２～３リットル飲んでいる
●運動やホットヨガ、岩盤浴、長湯など、汗をかくことをよくしている
●寝汗をかく

「陽」が強い場合、体には「実熱《じつねつ》」がこもっています

脂っこい食事や甘いものの辛いものの摂りすぎ、飲酒量が多いと、体内に「実熱(「熱」が過剰に生まれている状態)」がこもりやすく、舌が赤くなることが見られます。中には黄色い苔が舌にべっとりとついているケースも。舌苔《ぜったい》は、体内の水分バランスを表す指標で、白っぽいものが薄く全体を覆っていて、舌の色が透けて見えるぐらいが正常です。けれど、前述したような食生活を送っていると、摂取したものすべてを体が処理できず、不要な水分が体内に溜まってやがてドロドロと粘り気を帯びてきます。これを中医学では、「痰湿《たんしつ》」と呼びます。「痰湿」は見える場合と見えない場合があり、例えば鼻水や痰は見える「痰湿」ですが、血中に溶けている、体に染み込んでいる等の場合は、見て判断できません。その中で厚い舌苔というのは、まさに見える「痰質」。体に「実熱」が溜まっていると舌苔は黄色くなります。

また、中医学では、イライラとした感情は、「実熱」を生み出すと考えます。詳しく話を聞いてみると、例えば、仕事上で大きなストレスを抱えてイライラとすることが多かったり、そのイライラを解消するために毎晩ビールを2缶以上飲んでいたりする。こういう場合は、「陽」が強いと判断できます。

「陰」が弱い＝「陰虚《いんきょ》」の場合、体は潤い不足で「虚熱《きょねつ》」が生まれています

一方、「陰」が弱い場合（これを「陰虚」と言います）、体内は潤い不足で、「熱」を制御できない状態です。これを「虚熱」と言います。そのため、舌が赤いのは前者と同じですが、さらに乾燥していたり、ひび割れていたりします。乾燥しているので、水分指標の目安でもある舌苔もほとんどない。いわば、「熱」を冷ますための冷却水が足りていない状態です。詳しく話を聞いてみると、退社後にサウナに毎日通っていたり、お風呂に長時間入っていっぱい汗を流していたり、睡眠時間が足りていなかったりする。ほかにも、辛いものやスパイスを多く含む食事が多かったり、潤い成分である「陰」になる食べものが足りていなかったり、冷たいものや水分を必要以上に飲んでいたりも。これらの生活習慣や食生活が「脾」の消化・吸収機能を低下させ、「陰」をつくる力の弱体化につながったことで、必要な潤いが足りなくなってしまったと考えられます。潤いが足りなければ「熱」は鎮静できないので、眠れなくなります。

また、「陰虚」は便秘にもなりやすいです。高齢になると水分を保持する能力が低下するので、高齢で眠れない方には「陰虚」であることがよく見られます。

「実熱」の養生法

「陽」が強いという状態は、体に「実熱」が溜まっているということですから、まず、前述した「実熱」の溜まりやすい食事を続けている場合は、それをやめるのが手っ取り早い方法です。一度に全部を断つことが難しいなら、少しずつ量を減らしましょう。「熱」を冷ます食材（「清熱《せいねつ》食材」P189）で言うと、**きゅうり**や**冬瓜**、**トマト**などが該当しますので、それらを摂取することも、体をクールダウンさせるにはおすすめです。また、**ゴーヤ**や**ごぼう**、**緑茶**など、五味の「苦」に属す食べもの（P191）は、体内にこもった「熱」を鎮静させる効果があります。

食生活には心当たりがない場合、「熱」の原因は別にあります。怒りっぽいところはないか、ストレスフルな日々を送っていないか、自分の生活を点検してみてください。

また、夜でも蛍光灯を煌々とつけていたり、スマホに見入っていたりすると、光の影響で体は昼間だと勘違いし、「陽」に傾きます。オレンジ色の間接照明などを取り入れて、夕日が落ちていく風景をイメージしながら、夕方以降は意識的に部屋をだんだんと暗くしていきましょう。夕飯をとるときは、レストランのようなちょっと暗い中で食べるのもおすすめです。

「虚熱(陰虚)」の養生法

「陰虚」は潤い不足ですから、発汗を促す辛いものは避けましょう。逆に摂取したいのは、五味の「酸」に属すもの(P190)。酸っぱいものを想像すると唾液が出るように、酸味は体の中に潤いを生むと考えられています。不足している「陰」を補う食材(「補陰《ほいん》食材」P187)の摂取は、水よりも体液に変わりやすいため、効果的。**れんこん**や**長いも、白ごま、豆腐、牛乳、ヨーグルト**など、全般的に白っぽいものが該当することが多いです。加えて、滋養強壮効果が高い、「甘」に属す食べ物(P190)も、同時に摂るとよいでしょう。

生活習慣では、過度な発汗を促すホットヨガや長風呂等を控えましょう。

また、不眠という現状が、実は「陰虚」を加速させていることも頭に入れておいてください。水分は人間に必要で、活動するたびに消費するものですが、睡眠中は活動量がほとんどないため、水分の消費量は減って補給量が勝るのが正常です。けれど、不眠の場合、大事な補給時間に体が活動している。通常、日中消耗した水分を夜間に補給するのに、眠れないために夜間も体内の潤いを消費し続け、ますます体は「陰虚」に傾いていくというわけです。

「寝つきはよいのですが早く目が覚めてしまい、日中眠くなることがあります」

ベッドに入って電気を消せば、わりとすぐに眠気が来てスムーズに眠ることができています。ただ、午前2時や3時などに目が覚めてしまうことがあり、もう一度眠ろうとしても、そこからはなかなか眠れません。そのせいで日中に眠くなってしまうこともあり、もう少し睡眠時間を取りたいです。

どうしたら途中で目覚めずに眠ることができますか?

「陰虚《いんきょ》」による「虚熱《きょねつ》」と「血虚《けっきょ》」の可能性

ＣＡＳＥ１で説明しましたが、今回のお悩みも「陰虚」が原因の一つに考えられます。自然界で、日が昇り始めるにつれ、東の空から徐々に白んで一日が始まるのと同様に、体内でも、夜間支配していた「陰」から徐々に「陽」が顔を出し、夜明け頃には完全に「陽」が優勢になって目が覚めるのが正常です。けれど、お悩みの状態は、寝ている途中に体内で「陽」の力を覆い被せるだけの「陰」のパワーが不足してしまった。だからまだ夜更けにもかかわらず、体内では少しずつ「陽」が漏れ出して体は覚醒し始め、朝だと勘違いして目覚めたわけです。「陰」が少ないために相対的に「陽」が勝って引き起こされた「熱」を「虚熱」と言いますが、今回のお悩みの原因はこの「虚熱」と考えられます。

加齢現象の一つとして、体内の「陰」、つまり潤いは減っていくのが通常です。多少の差はあれど、高齢のみなさんは一様に肌にはシワが刻まれ、カサカサと乾燥していますよね。まさにこれが「陰虚」です。高齢でなくても、Ｐ27の項目を見て一度ご自身の状況を確認し、養生法（Ｐ31）も併せてチェックしてみてください。

また、「陰」という体の潤いには、透明な水分だけでなく、中医学で言うところの「血《けつ》」も含みます。そのため、「陰虚」には、「血」の不足（「血虚」と言います）も原因として考えられます。

ちなみに「血」とは、西洋医学で言う血液とは異なります。栄養を全身に運ぶという血液と同様の役割も備えていますが、中医学では、精神を安定させる働きも持つと考えています。少しわかりやすく解説しましょう。

古代中国において、こころを指す「神《しん》」は、「心《しん》」（心臓）にあると考えました。そこには「血」でできた祠《ほこら》があり、その祠の中に「神」が納まっているのだと。西洋医学的にも心臓は常に血液が出入りしている臓器であるように、血液で満たされていますよね？「血」が十分にあれば、祠はどっしりとして頑丈で、少しぐらいのことが起きても「神」はしっかり守られ、外からの刺激に影響を受けません。けれど「血」が消耗されて量が減ると、祠は安定せずにグラグラとします。すると中に納められていた「神」も落ち着かない。ソワソワしたり、ドキドキしたりして興奮につながるなど、こころが安定しない。昔の人はそう考えたわけです。つまり、この状態が眠っている間に起きた、とも考えられるわけです。

「血虚」の養生法

「血」が足りないわけですから、「血」を補う食材（「補血《ほけつ》食材」P187）を積極的に摂ることがおすすめです。**キャベツ**や**ほうれん草**、**にんじん**、**黒豆**、**ごま（白黒どちらでも）**、**イカ**や**カニ**、**牛肉**、**鶏肉**、**豚肉**のほか、**うずらの卵**や**鶏卵**、果物では**ぶどう**が該当します。それから、**牛乳**もおすすめです。

また、「陰虚」や「血虚」であるかどうかにかかわらず、不眠で悩んでいるならば、夕方以降の激しい運動はおすすめしません。運動というのは「陽」に属す行動ですから、日中の「陽」の時間帯に行うのが理にかなっています。日が落ちてから運動をするということ自体が、自然の流れに反している。太陽が沈んだばかりなのにまた昇り始めてきた、みたいなことが、体の中で起きてしまう可能性があるわけです。

勤務後のジム通いが習慣で、毎日運動しないとスッキリしない、という方は、勤務前の早朝のランニングに変えてみたり、勤務後の夜は照明を落とした家の中で、ゆったりとした動きのヨガに変更してみたりするのも一つの手です。

入浴は、発汗を促して体内の潤いを消耗しますから、長湯は控えて。湯船に浸かるのは、15分程度を目安にしてください。あと、**生姜**や**シナモン**など、体を温めるものの大量摂取も控えましょう。

「夜中に何度も目が覚めて寝ては起き、起きては寝るを繰り返し、スッキリしません」

寝つきは決して悪くはないのですが、その後、深夜に何度も目が覚めます。23時ぐらいに寝て2時に目が覚め、うとうと眠りについたかと思えば4時過ぎに目が覚め、眠れたかなと思ったら6時でそのまま起床する、という感じです。23時より早く寝たときは、その分、目覚める時間も早くなり、1時に目が覚めたこともありました。

どうしたら朝まで眠り続けることができるでしょうか？

「陽」が勝る原因を探ってみる

この場合も、CASE1とCASE2でお話しした通り、基本的には眠るための「陰」の力が弱いため、寝ている途中に「陽」が勝って覚醒してしまう、という原因が考えられます。〝寝る体力がない〟という言葉で説明すると、イメージしやすいでしょうか。高齢の方のエピソードで、「毎朝4時に起きちゃうわ」とか、「長時間、寝続けられなくなってきた」なんていう話はよく聞きますよね。年を重ねるにつれて水分の保持能力が低下し、決して不摂生に過ごしているわけではなくても、自然と体内が「津液《しんえき》」も「血《けつ》」も足りない状況になっているのです。ただ、高齢でもないのにそうなってしまう場合は、なぜ「陽」が勝ってしまうのか、その原因を探る視点に変えて考えてみるのがよいでしょう。食事や生活習慣で、「陰」を消耗しているのか、考えすぎなどで「血」が多分に消費されているのか。「陰虚《いんきょ》」の状態と養生法（P27、P31）、「血虚《けっきょ》」の養生法（P34－35）も併せて確認してみてください。

ただ、今回のお悩みのように、〝何度も〟目覚めてしまうという場合、ストレスが関わっていることが多い、というのが私の経験上の感覚です。休養しようと眠ろうとしても、頭にいろいろな悩み事や考え事がむっくり顔を出して、「さあ、考えて考えて。私のことを忘れないで！」

というように、ことあるごとに頭をもたげてくるわけです。「疲れているから眠らなくちゃ」と思って、なんとかその考え事を向こうへ追いやって鎮静させようとするのだけれど、「いやいやいや」という感じで、頭の中にまた悩み事が登場。その繰り返しで、何度も鎮静しては、何度も覚醒する、というイメージですね。例えば取引先との商談など、大事な用事を控えているときは、明日に備えて早く寝てしっかり休養しておこうと思うわりに、なかなか寝つけなかったり、眠れても目覚めが早すぎたり、ということがありますよね。今回のお悩みは、そんな状況が繰り返し、慢性的に続いていることが考えられます。ストレスを実感している、気がつけばあることが頭を占領して悶々と考えてしまう、食事をあまり受け付けない、という場合は、ストレス過多が不眠の原因と考えられます。

ストレス過多の養生法

このような状況を中医学では「気滞《きたい》」と呼び、体内をスムーズに巡る必要のある「気」が滞っていると考えます。生きるためのエネルギーである「気」は、常時、十分な量をキープすることも大事ですが、同じぐらいに体内を循環していることが重要です。「気」が十分に巡ることで活力を体の隅々まで運ぶことができますし、「血」も体内を巡って細部まで栄養を届けることができます。その「気」がストレスによってうまく流れず、ある一定のところで留まってしまうと、そこでは「陽」が有り余って、やがて要らない「熱」を生み出します。すると鎮静すべき時間に覚醒させることになるほか、イライラや、カッカと怒るような症状も引き起こします。

「気」を巡らせるためには、リラックスする、香りのよいものを嗅ぐ、好きなことに没頭するなど、ストレスの原因となっていることから、少しでも気を〝そらす〟ことが大事です。

奈良の田舎で生まれ、幼少期を北海道で過ごした僕の場合は、自然に触れることが一番の養生。都会に住む今は、仕事の合間に、ひたすらぐるぐる歩き回って散歩するのが手軽です。逆に、都会で生まれ育った方には、「自然はなんだか怖い」とおっしゃる方もいますから、あれこれ試してみて、自分に合ったリラックス方法をいくつか持っていると心強いと思います。

「平均的な睡眠時間を取っていると思うのですが、疲れが回復している気がしません」

日頃から最低6時間は睡眠時間を取っています。余裕があれば、22時から朝の6時まで、しっかり8時間連続して眠る日もあるのですが、目覚めは決してよくありません。体が重だるく感じ、慢性的な疲労感があります。

どうしたらすっきりと疲れを取ることができるでしょうか？

きっと頭が疲れています

お話を聞くと、疲労と疲労〝感〟の違いに原因があると感じます。疲労というのは、肉体的な疲れのことです。22時から最低6時間、ときには8時間眠れていてしかも途中で目覚めることがない、という状況からシンプルに考えると、体はしっかり休養ができていて、回復されている、と捉えてよいと思います。でも、なぜか疲れているように感じる。これは〝疲労感〟です。体に疲れはさほど残っていないのに、頭が「疲れた」という感覚を覚えていて、それが朝まで残っている、ということ。つまり、頭はリセットされていないというわけです。

では、頭の疲労がなぜ起こっているのか、その疲れを取り除くためには何をすべきか、というところに視点を持っていきましょう。中医学の観点から見ると、どうもこの状況は、実際にはあまり深く眠れていないのではないか、ということが考えられます。実はこれもれっきとした「不眠」の一つ。簡単な目安として、朝起きたときにスッキリと目覚められているなら、多少睡眠時間が短かったとしても、しっかり熟睡できて睡眠時間も取れたという認識でよいです。でも、目覚めがよくないということであれば、いくら睡眠時間が長かったとしても、眠りが浅く熟睡できていなかった、もしくは、睡眠の質が良好ではなかった、と判断します。

「肝《かん》」の「血《けつ》」が不足している可能性があります

どうして眠りが浅くなってしまうのか、その原因はいろいろとあるのですが、一つの大きな要因としては、「血」の不足が考えられます。CASE2でもお話ししましたが、「血虚《けっきょ》」という状況ですね。中医学で言う「血」は、全身に栄養を運ぶほかに、精神を安定させるという重要な役割も持つとお話ししました。その「血」が不足しているわけですから、こころは不安定になるし、脳に栄養も届けられません。すると、休息を取っても、頭の栄養は不足していますから、疲労感が取れずに残ってしまう、ということになるわけです。

とくに今回の状況においては、「血虚」の中でも、「肝」という臓器の「血」が不足している、「肝《かん》血虚《けっきょ》」の可能性が高く考えられます。

中医学における五臓の「肝」という場所は、血を貯めておく貯蔵庫です。体内で「血」がつくり出されると、すべては「肝」に貯められます。そこから必要としている場所へ送り出されるという仕組みで、「肝」はいわば「血」の源泉のような場所。つまり「肝血虚」という状態は、「血」の貯蔵量が不足しているということ。脳がいくら「血」を欲していても、その脳に送り出してあげるだけの十分な「血」が体内にストックされていないわけです。

また、「肝」は全身の臓器がスムーズに働くように調整をする、空港における管制塔のような役割も持っています。筋肉の動きを指示してスムーズに肉体が動くように調整していたり、必要な臓器へ「気」や「血」を巡らせるように指示を出したりするほか、情緒などにも大きく関わっています。そのため、「肝血虚」に陥ると、この司令塔の役割にも支障が出て、正常な指示を出せなくなったり、「肝」の働きで安定していた情緒も不安定になったりします。

「肝血虚」の養生法

中医学で「肝」は目につながると考えていて、目の酷使は「肝血《かんけつ》」を大量に消費しますから、一度テレビやスマホ、パソコンの使用時間を見直してみるのがよいでしょう。仕事でどうしても必要という場合は、休日ぐらいは見ないようにするなどの工夫を。また、女性の場合は、月経で毎月大量の「血」を失っていますから、**ほうれん草**、**にんじん**、**黒豆**、**ごま**、**牛乳**など、「血」になりやすい「補血《ほけつ》食材」(P187)を日頃から積極的に摂ることがおすすめです。

「眠れないため、どうしても睡眠を取りたい場合はついついお酒の力を借りてしまいます」

昔から寝つきが悪く、ベッドに入ってから1～2時間はゴロゴロしています。この眠れない時間が不快で、あるとき、お酒をいつもよりも多めに飲んだらそのままコテッと眠ることができたため、今でもついついこの方法をとることがあります。睡眠薬に頼るよりはマシなのかなと思っていますが……。お酒の力で眠ることは、やはりよくないのでしょうか？

飲酒にはドラッグと同じ依存性がある、という認識を

夜中に当然のように酔っ払いが騒いでいるなど、日本はアルコールにとても寛容な国ですが、アメリカなどの諸外国では、アルコール販売や飲酒場所は厳しく規制されています。つまりそれほどアルコールを危険視しているということ。日本ではドラッグ関連のニュースが流れると大騒ぎしますが、それ以上に交通事故でも暴力事件でも、アルコールに起因するものの方が、実は頻発していますよね。そのぐらい精神に悪影響を与えています。僕としては、アルコールの身体的、精神的依存性はドラッグと同じぐらいある、と認識してほしいと思っています。

最初に脳の構造からお話ししましょう。脳という臓器は、中心に向かっていくほど原始的で、外側に向かっていくほど人間的な働きを司る構造になっています。いわゆる中心は欲望や衝動などで、外側がそれらを抑制する働きを持っています。眠るときは外側から徐々に眠っていきます。飲酒して眠るというのは、外側の抑制する働きを、酒の作用で抑制することになります。抑制の抑制、それはつまり興奮です。お酒を飲むと気分が高揚するのは、そういう仕組みです。さらに飲み進めて、脳の中心に近い呼吸中枢ぐらいにまで酒の作用が到達すると、呼吸までも抑制することに。つまり、死に至る可能性があるわけです。飲酒で命を落としている方、決し

て少なくはないですよね。だから、酒で眠る、ということは決してよいことではない。それは睡眠ではなく、昏睡なのです。さらに、飲酒は快楽を伴うので、薬よりもやめづらいから厄介です。いろいろな不調が出ても、「眠れたし、まぁいっか」と、依存性が高い。そのあたりも、僕が冒頭でドラッグと同じぐらいという認識を、と話した所以です。

お酒に頼らない努力を少しでも

僕の漢方相談でも、飲酒に関するお悩みは多いです。みなさん「お酒はやめられない」とおっしゃいます。けれど、お酒を控える、量を減らす、という本人の行動以外で解決するような万能な漢方薬は、この世にはありません。「不調をなんとかしたい」とおいでになっているわけですが、その不調もその悩みも、作り出したのはその人自身です。これまで送ってきた生活であったり、摂取してきた飲食物だったりが、今の不調を作り出している。それを変えたいと思うのであれば、その習慣を見直すしかありません。……と、実は、飲酒に関するお悩みには、厳しめにアドバイスをしています。そのうえで、飲酒量だけではなく、食事面も含んだいろいろな提案をして、できることから始めることをおすすめします。まず、アルコール以前に、冷たいもの飲みすぎがよくないので、例えば氷たっぷりのハイボールを毎晩飲んでいるならば、まず氷は抜きましょう、と。それに慣れてきたら、量を少しずつ減らす、おつまみに冷や奴や刺身はやめて、温かい煮物などに替える、というように順を追って、です。

以前、めまいに悩む患者さんがいましたが、話を伺うと毎日の飲酒量がものすごい。体内の水分指標の目安である舌苔もべっとりと分厚くて、明らかに摂取している水分量が多いのですね。水を吐き出す作用のある漢方薬も併用しながら、とにかく飲酒量を減らすように努力を促し、2年かかりましたが、ようやくめまいはなくなりました。

「え〜ビールを毎日飲みたい！」って？　いいんですよ、飲んでも。僕も嗜む程度に飲む日はあります。でも、空きっ腹にキンキンに冷えたアルコールが臓器にどれだけ大きな負担をかけているかも、認識しておいてほしいのです。

実は僕も昔から、眠る前につい考え事をするなどして寝つきが悪く、寝るためにこれまで本当に多くのことを試してきました。その中で、穏やかな音楽や、もう何度も聞いて内容もオチも知っているバラエティ番組の音声を流して眠るのが、自分がリラックスできてスムーズに眠りに入れると気づきました。それ以来、1時間ほどタイマーをかけて、音声を聞きながら眠るのが習慣です。何が合うかは人それぞれですから、お酒以外の方法も模索してみてください。

「夢をよく見るのですが十分に眠れていないのでしょうか？滅多にないのですが、悪夢で跳び起きたときもありました」

寝ている間、よく夢を見ているように思います。内容は曖昧で記憶にはありませんが、起きたとき、なんだか心が温かくなっていたり、楽しかった記憶が残っていたりする場合もあれば、嫌な夢で跳び起きるようにして目が覚めた経験もあります。

夢をよく見るのは熟睡していないからと聞きましたが、実際はどうなのでしょうか？

「多夢《たむ》」は問題かもしれません

よく夢を見ることを中医学では「多夢」と呼びます。悪い夢ではないけれど、いろんな夢をよく見る、という状態です。人によっては夢が現実的すぎて（もしくは現実との区別がつかず）疲れるという方もいます。その場合、基本的には「血《けつ》」が足りていない「血虚《けっきょ》」を疑い、熟睡ができていないという判断になります。「血虚」についてはＣＡＳＥ２～４でも詳しくお話ししましたが、「血」が不足していて、五臓の「肝《かん》」や「心《しん》」が休めていないイメージです。「血」は精神を安定させる役割があるとさんざんお話ししてきましたが、「血虚」になると、こころが落ち着かずに不安になったり、情緒が不安定になったりします。鎮静する力が弱い状況にもあるので、眠れずに覚醒しやすい状態でもあります。

ただ、寝起きが爽快であれば、とくに気にする必要はありません。僕が大学時代に専攻していた心理学では、夢は誰しも必ず見るものという見解でした。実際に、授業では、毎朝起きた瞬間に見た夢をノートに書くなどの練習をしたのですが、２週間ぐらい経つと、だいたい覚えていてノートに書けるようになるんです。そこで初めて、毎晩夢を見ていたんだということに気づきました。ただ、普段は意識を向けていないから、大半の人は夢を見ていないと思っていたり、見ていても内容は覚えていなかったり、というだけだったのです。

「悪夢」の場合は注意が必要

ただし、不快な夢を見て跳び起きたり、寝起きに気分が悪かったりする「悪夢」の場合は、少し話が変わってきます。原因の一つとして、体に不要な「痰湿《たんしつ》」が溜まっている可能性が高いです。

人間が健やかに生きるには、飲食物を摂取して栄養を摂る必要があります。ただ、食べすぎていたり、脂っこいものを摂りすぎていたり、もしくは消化・吸収を担う五臓の「脾」「胃」の機能が弱っていて消化できなかったりすると、体がすべての摂取物を処理しきれません。すると余分な水分や油分が体に溜まり、時間が経つにつれドロドロと粘り気の帯びたものになっていきます。それが「痰湿」。体外へ楽に排出できればよいですが、体にこびりついていて簡単に外へ出てはくれません。お風呂場の排水口をイメージすると、一番わかりやすいでしょうか。溜まったヌメリや汚れは、シャワーでざーっと流しただけでは、到底流れてくれませんよね？川でも、石などで堰き止められて流れが止まっている箇所は、清く流れている部分とは裏腹に、澱んでいてヘドロみたいなものが溜まっています。あんな感じ。

舌を診ると、苔が厚くついていて、舌本来の色が見えないくらいになっている。とくに黄色い舌苔《ぜったい》の場合は、悪夢を見やすいです。最初は余分な水分だったのが、溜まりに溜まって固まり始め、見える「痰湿」となって舌にもつき始めたわけです。黄色くなっているのは、「熱」を帯びているから。初めは湿気のように、もやもやとした水蒸気だったのが、固まりになり、さらには腐り始め、湯気が出て「熱」を帯びるようになった、とそんなイメージをしてもらえるとわかりやすいと思います。それが体内に溜まっているわけですから、消化・吸収を担う五臓の「脾」や「胃」や「肝」と連帯する「胆」にも多大な負担をかけていることになります。

きほんの食養生を心がけて

「痰湿」を排出しやすい食材（「化痰《かたん》・利水《りすい》食材」P189）には、**昆布**、**ワカメ**、**海苔**や**もずくなどの海藻類**のほか、**玉ねぎ**や**大根**、**水菜**、**かぼちゃ**、**えのき**、**こんにゃく**などが該当します。飲みものとしては**豆乳**と**ウーロン茶**がおすすめ。でも、それらを日々摂取するように努めるよりも、そもそも余分なものを摂らないようにする方が効果は出やすいです。いま一度、〝かんたん食養生のきほん〟（P20）を読んで、「痰湿」が溜まらない体づくりを心がけてください。

第2章

不安になる

中医学では、特定の感情は、特定の臓器に由来すると考えます。不安という感情を、五臓六腑との関係性から、また、精神を安定させる「血《けつ》」との関連も含めてあらゆる視点から解説します。

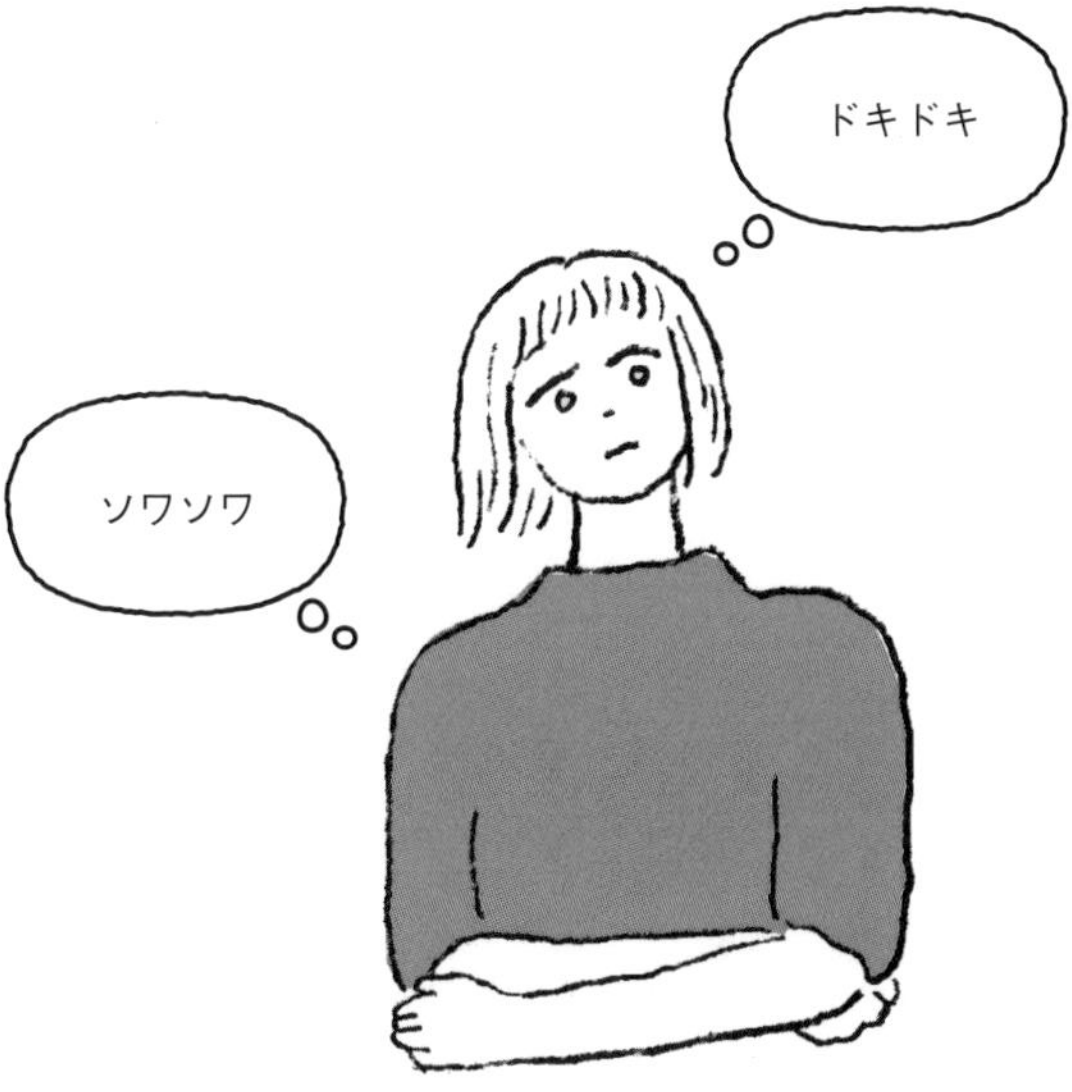

「とにかく人前が苦手で、大勢の前で話すときなどは必要以上に緊張してしまいます」

子どもの頃から人前で発表することが苦手でしたが、最近はとくに緊張します。心臓はドキドキしてその鼓動が聞こえるぐらいですし、顔は真っ赤になります。声は震えて、うわずったり、言いよどんだりしてスムーズに話すことができません。とはいえ、仕事上、定期的に人前で話すことが求められるため、避けることもできません。

どうしたら緊張せずに人前に立って、スマートに話をすることができるでしょうか？

数をこなして場慣れすること

昔からということですから、性格的に苦手ということはあるのでしょう。でも、こういう場面は誰しも緊張するものだと思いますよ。かくいう僕も、人前で話すことはものすごく苦手です。とくに台本がないとめっきりダメで、「テーマはないので、自由にトークしてください」と言われることは最も苦手としています。話す内容が決まっていて、準備も周到に、何度も予行練習を重ねて本番を迎えたとしても、いざその場面になると緊張して頭は真っ白になり、口はカラカラ、脇汗もダラダラ、自分でも何を言っているかわからなくなります。

でも、それを1回、2回とやっていくと、緊張度が徐々に下がってきます。そして10回、20回と続けていくと、今度はだんだんと喋れるようになったことを実感します。完全に緊張度をゼロにすることはできなくても、数をこなすことで、緊張度を下げることはできる。つまり、この場合は、いかに回数をこなして場慣れするか、が要だと思います。もちろん、最初から緊張もせずに、スムーズに発表をできる人もいますよ。でもそれって、速く走れるかどうかと同じこと。得手・不得手の差はどうしたって生まれます。

「肝血虚《かんけっきょ》」の可能性があります

ただ、「最近はとくに緊張する」ということですから、一時的な原因で過緊張を引き起こしていることも考えられます。中医学的な見地から考えると、「肝《かん》」の「血《けつ》」が足りない状況、「肝血虚」の可能性が考えられます。

中医学における五臓の「肝」は、全身の臓器がスムーズに働くように調整をする、いわば体のコントロールセンターのような臓器です。例えば、筋肉の緊張・緩和を管轄していたり、呼吸をスムーズに行えるように指示を出していたり。また、情緒や自律神経にも大きく関わっています。

さらに、「肝」は血を貯めておく蔵、「血」のタンクでもあります。摂取した飲食物が「脾」や「胃」で消化され、「血」がつくり出されると、すべては「肝」に貯蔵されます。そして必要に応じて、「肝」から全身へ「血」が送り出される、という流れです。人は考えるときに脳をたくさん使いますが、この脳の栄養は「血」です。つまり、人前に出て話をするような頭を使うときは、脳が「血」をたくさん消耗するわけです。

そのため、なんらかの原因で「肝」がダメージを受けていると、必要としている体内の臓器へ十分な「血」を届けられないうえ、「肝」の大きな役割である、コントロール機能も正常に働かなくなります。脳に「血」が行かなくなれば、頭は真っ白になって何も考えられませんし、呼吸器や筋肉などの指示系統がうまくいかなくなると、呼吸が浅くなって過呼吸気味になったり、筋肉が引きつってこわばり、いわゆる過緊張という状態になったり、水分調整もうまくいかなくなって冷や汗が出たり、というような状況が引き起こされます。
「肝《きも》が据わる」って言いますよね？　大抵のことでは驚いたり動揺したりせずに、どっしりと構えている様のことです。「肝っ玉母ちゃん」なんて言葉もあります。「肝」に「血」が十分にあり、健やかに働いていれば、些細なことでは感情を揺さぶられることなく、落ち着いていられるということです。

また、すでにお話ししていますが、ここで話している「血」というのは、西洋医学でいうところの血液と同じものではありません。全身に栄養を運ぶ役割は同様ですが、中医学でいう「血」は、精神を安定させる役割も持つと考えています。ですから、そもそも「血」が不足すると、こころは不安定になりやすいのです。

「肝陰虚《かんいんきょ》」や「腎陰虚《じんいんきょ》」の可能性も

また、一方で、「肝陰虚」という状態も考えられます。

過緊張という状態は興奮ですから、陰陽論（P11）で言うところの「陽」の状態に属します。とくに、顔が真っ赤になったり、心臓がドキドキしたりする、とのことですから、「陽」のパワーが上昇してしまっていることが想像できますよね。緊張すると、口の中が乾燥してパサパサになる、目が充血する、という方も中にはいらっしゃるかと思いますが、まさにこれらの状況も同様です。上へ上へと燃え上がるような余分な「陽」の力が強すぎてそれを抑制できず、「熱」となってさまざまな形で体に表れているわけです。

この「陽」の力を抑えられるのは、「陰」です。燃え盛る火を、水（潤い＝陰）で消すイメージをしてもらえたら、わかりやすいでしょう。でも、この状況は、「陽」の有り余る力を抑えるだけの「陰」がまったく足りていない。「陰」が不足している状態を「陰虚」と言いますが、「陰虚」は「陽」の勢いをますます加速させるので、緊張度はどんどん増える一方になります。火が燃えたとき、十分な量の水で鎮火させない限りは、どんどん周囲を延焼させていくのと同じです。

とくにこの状況は、情緒のコントロールを司る「肝」の「陽」のパワーが強すぎて感情のコントロールが利かなくなっているわけですから、「陰虚」の中でも、さらに「肝」における潤いが不足している、「肝陰虚」と判断することができるでしょう。

「肝」は「血」の貯蔵庫であると説明しましたが、一方で、潤いを貯めている蔵は、五臓の「腎」にあたります。「肝」の「陰」が不足しているということは、もしかしたら、そもそも体内の潤いの大元である、「腎」に十分な量がストックされておらず、「肝」に潤いを届けられない、という状況が起きている、とも考えられます。

少し難しい言い方になりますが、これらの状況を専門的な用語では、「肝腎陰虚《かんじんいんきょ》」(「肝」と「腎」の「陰」が不足している状態)による、「肝陽上亢《かんようじょうこう》」(「肝」の「陽(気)」が上がってしまい、たかぶっている状態)というふうに表します。

「肝血虚」・「肝陰虚」の養生法

「陰虚」や「血虚」の養生法については、不眠のお悩みでお話ししましたが(P31、P34、P43)、この場合も同様で、体内の潤いを排出してしまうような辛い食事は控えること、また、発汗を強く促す激しい運動も避けた方がよいでしょう。逆に摂りたいのは、五味《ごみ》で言う「酸」と「甘」の食材（P190）。「酸」は体に潤いを生み出し、滋養強壮力の高い「甘」の食材は、臓器に栄養を補給してくれます。さらに、「血」をつくる「補血《ほけつ》食材」（P187）や、潤いをもたらす「補陰《ほいん》食材」（P187）も、旬を考慮しながら、日頃から積極的に摂るのがおすすめです。

ただし、潤いが足りていないからといって、例えばプレゼン前に水をたくさん飲む、というような行為は、効果は期待できません。というのも、潤いのタンクである「腎」という臓器は、体の一番奥深いところにあります。そこへ潤いを届けるとなると、ものすごく時間がかかります。飲んで、消化して、吸収して、蓄積されてやっと、という感じで、点滴と同じぐらいのスピードでポタンポタンと、「腎」に水分がほんの少しずつ溜まっていくイメージです。また、水分の摂りすぎは、かえって飲食物の消化・吸収を担う臓器である、「脾」にダメージを与えることにもなりますから、注意してください。

おすすめの食材も、食べたらすぐに効果が出るわけではありませんので、日頃の食生活を見直し、少しずつ取り入れて、続けることが大事です。

誰でも緊張はするものです

ちなみに最近で僕が「緊張したなぁ！」と思い出すのは、トークイベント「ほぼ日の學校」で教壇に立ったとき。「ほぼ日」は、言わずとしれた、コピーライター糸井重里さんの会社です。僕が初めてコピーライターという職業を知ったのは、ジブリ映画「魔女の宅急便」のポスターに添えられたキャッチコピーから。糸井さんが考案された「おちこんだりもしたけれど、私はげんきです。」の言葉に、小さい頃の自分は衝撃を受けました。以来、どこかで憧れていたコピーライターという職業。そんな糸井重里さんの「ほぼ日」でのお仕事には、強烈な緊張がともない、頭が真っ白になりました。何を言っているのか自分でもさっぱりわからないし、足の震えも止まらず、冷や汗もすごかったです。でも、あとで動画を見てみると、そこそこ形になっていました。内容としては中医学の話で、授業や講演で幾度となく話してきたことですから、焦っていても口から何かは出てくるものなんですね。お客様とも漢方相談で毎日話をして、質問に答えていますから。初めに「場慣れ」の話をしましたが、まさにそれを痛感した経験でした。

それでも、たとえ何百回、人前で話をする経験を積んでも、いまだに新しい場所や会場では、頭は真っ白になって、ど緊張することでしょう。そんなもんです。

「他人からの目線が気になって落ち着きません。みんなから嫌われているのではないかと不安になることが多いです」

人からどう見られているかが常に気になってしまいます。誰かがこっちを見て何か話していると、自分の悪口を言っているような気がするし、LINEの通知が一日に一件も来ないと、嫌われているのではないかと、ひどく不安になります。

人に嫌われるのが不安でたまらないのですが、一方でそんな自分が嫌になるときもあります。

人の目を気にしないためのいい方法はありませんか？

自分の問題と、他人の問題を分けて考える

まず、お悩みを聞いて思ったのは、意識の肥大化が見られるということ。他人のことをまるで自分自身の問題のように捉えていて、自意識の範囲がものすごく大きくなってしまっているように感じます。例えばあなたは、今朝すれ違った人のこと、覚えていますか？　男性だったか女性だったかも覚えていないのでは？　意外と僕らが気になっているのって、自分のことだけ。みんな自分のことで忙しくて、他人には興味がないことがほとんどです。それは他人も一緒で、自分以外の人のことを気にしている余裕なんて、誰にもありません。

それに、他人が自分のことをどう見るかは、一瞬のそのとき、その場の判断であることがほとんどで、残念ながらその判断を変えることは誰にもできません。

だから、まずは問題を分けて考える必要があります。自分の問題と、他人の問題。自分の問題とは、自分で解決できる可能性があることです。例えば、人に見られるのが嫌だったら、目立たない服装に変えることはできます。でも、あなたが他人の服装を変えることはできません。他人のことは変えられないんです。それならば、自分自身に目を向けた方が、心地よく暮らせると思いませんか？　自分と自分の未来は変え放題。そう考えて、自分にとって居心地がよい

と感じることを積極的に探して、取り入れるのはどうでしょう。

自分にとっての心地よさを優先して

僕らが思う世界って、実はそれぞれの妄想ででき上がっています。例えば、僕が「りんご」という言葉を発したとして、その共通テーマでみなさんと会話をすることは可能です。けれど、おそらくそれぞれの頭の中に思い描いている「りんご」は、どれ一つとして同じではない。自分が思っているのと同じように、他人も考えて言葉を発しているという妄想を、お互いが強く信じ合うことで成り立っている世界です。そもそも、誰かが自分の悪口を言っているかもしれない、というのも、あなたの頭の中にある妄想の世界の話で、他人の頭の中は実際のところわかりません。それにわかったところで、他人を変えることはできません。そんな妄想の世界に執着するよりは、自分にとってどんな暮らしが快適で、どんなふうにいることが心地よいかを追求していく方が、絶対に幸せになれるし、何よりも楽だと思うんです。

決して、自分を変える必要があると言っているのではなく、そのままでいいんですよ。自分の行動で変えることがあってもいいし、変えることがなくてもいい。けれど、もう一歩視点を前に向けてあげて、「じゃあ自分のために何ができてあげられるか？」と考えてみることです。自分にとって、よいことをする。やさしくしてあげる。もし、悪口を言われているような気がしたら、その他人に気を配るのではなくて、自分に対して「よしよし」と慰めてあげる、いたわってあげる。あなた自身が抱いた感情をほったらかしにしないで、大事に扱ってあげてみてください。

実際、何をしたって、嫌われますし、好かれますよね。僕も、嫌われようとしても嫌われなかったり、好かれようとしたら逆に嫌われたりした経験がありますよ。他人の意向に沿っていると、やっぱりしんどいものです。そうしているうちに、今度は自分の感情がわからなくなっちゃいますから、悲しかったのか、怒ったのか、辛かったのか、毎回自分の感情を丁寧に感じてあげることは、とても大事なことだと思います。

思いすぎると、「脾《ひ》」にダメージを与えます

ちなみに、くよくよと思い悩むことや、考え続けることは、中医学では五臓の「脾」に由来すると考えます。「脾」は摂取した飲食物の消化・吸収を担う場所。あまりにもひどく考えすぎて

しまうということであれば、「脾」がダメージを受けている可能性はあります。「脾」が弱っていると、その消化・吸収能力は低下していますから、しっかり食べていても「血《けつ》」が十分につくられません。すると「血虚《けっきょ》」（P33）の状態に陥り、ますます不安感が募っている可能性も考えられます。

恋煩《わずら》いなんてことは、この思い続けることのわかりやすい例で、相手のことを考えすぎると、食事も喉を通らなくなったりしますよね。物思いに耽って食欲が湧いてこない人や、仕事のことを考えすぎて胃痛がひどい、なんていう人もいるのでは。

中医学では、「思いすぎると気が結ぶ」とも言い、本来なら体内をスムーズに巡る必要のある「気」が流れず、滞るとも考えられています。

きほんの食養生を心がけることが、第一歩

「脾」は、考えすぎたり、思い続けたりすることでもダメージを受けますが、暴飲暴食も「脾」にダメージを与えます。菓子パンやチョコレートなどの甘いものや、アイスクリームなど、冷たくて糖分も油脂分も高いものを毎日摂取しているようでしたら、まずはそれらを減らすこと

が先決です。毎食揚げ物、毎晩カレーなど、油や刺激物を多く摂っている場合も、同様です。

暴飲暴食をして「脾」が弱ったから、くよくよと悩みすぎてしまうのか、もしくは考えすぎたゆえに「脾」がダメージを受け、さらにくよくよと思いすぎてしまうのか、その因果関係は詳しく話を聞いてみないことには定かではありませんが、食べすぎない、飲みすぎない、〝かんたん食養生のきほん〟(P20)を心がけることで、不安感を今よりも和らげることは可能です。

チョコを一枚食べているなら、明日はそのうち一かけは残してみる、その次の日はさらに一かけ残してみるなど、自分のできることからのんびり始めてみてください。

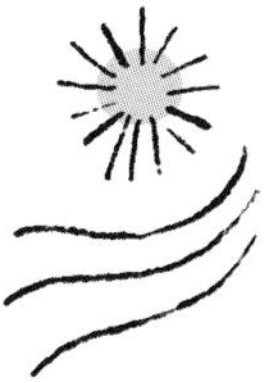

「理由なくいつもビクビクしてしまいます。些細なことでも心配になり、落ち着きません」

漠然と将来のことが不安になって眠れなくなったり、起こってもいない天災や不慮の事故を心配しだしたり、何か特別な出来事が身近にあったわけでもないのに、日頃から警戒心が強く、ビクビクしながら過ごしているように思います。

どっしりと落ち着いていたいのですが、どうしたらよいでしょうか？

「胆《たん》」が弱っていると、必要以上にビクビクします

これはまさに「胆寒《たんかん》」という、六腑の「胆」が弱っている可能性が高いです。「胆」という六腑は、中医学では決断を司る場所とされていて、ダメージを受けるとビクビクして、恐れが生じやすくなると考えます。気分の落ち込みが激しい、不安感が強い、必要以上に怖がる、決断に迷う、などの精神状態は、まず「胆寒」を疑ってみてください。

さて、六腑というのは、食べものを食べ、消化・吸収し、不要なものは体外へ排出するという一連の流れにおいて、食べものの通る〝管〟です。いわば食べものの通り道で、西洋医学で言うところの、消化管。つまり、「胆」という六腑の一つが弱っているということは、何かを食べても、消化・吸収するための一連の流れがスムーズにいかないうえ、食べものの消化・吸収の働きを担う「脾」へ負担をかけてしまいます。すると、せっかく良質な食事を摂っても、体内に吸収されない。人が活動するために必要な「気」や精神を安定させる作用のある「血」もつくれなくなります。

五臓と六腑は、それぞれ密接に関連し合っていますが、「胆」の場合は五臓の「肝《かん》」と表裏一体

の関係にあります。「肝」がいじめられれば、「胆」の機能も低下しますし、その逆も然り。互いに連携を図りながら機能しているため、「胆」が弱っていれば、自ずと「肝」の働きも鈍くなります。逆に言えば、「肝」が弱っているために「胆」がダメージを受け、今回のように不安感が強くなってしまっている可能性もあります。

「胆寒」には、まずおかゆ

なぜ「胆寒」になってしまったのかは、詳しく聞いてみないことにはわかりませんが、「胆寒」の症状が見られる場合は、まず〝正しい食事〟をするというのが一番の養生です。〝正しい食事〟とはすなわち、あっさりとした、温かい食事を、少なく食べる、こと。とくに、消化に関わる臓器や器官がダメージを受けているので、まずは食事をおかゆにして、それらの機能を十分に回復させることが手っ取り早いでしょう。

養生食としてのおかゆは、本来であれば2時間ほど弱火でじっくり煮て、米の粒が完全にはじけた状態のものを指します。そのぐらい煮崩れている状態だと、噛む力も弱くなるぐらい体が弱っていて、咀嚼できずに飲み込んでしまったとしても、体は無理なく吸収できるからです。

ただ、普段の家庭生活でとなると、2時間を捻出するのはなかなか難しいと思いますから、その場合は40分を目安にしてください。薄味を心がければ、梅干しを入れたり、出汁で炊いたり、中華がゆのような風味にしたり、好きな味に調味してもらって構いません。ひどく弱っている場合は、具材は入れない方がよいですが、そこまでなければ、白菜やチンゲン菜などの野菜を加えてもよいですし、さらに元気になっていたら、鶏肉などのお肉を加えるのもよし。ちなみに、おかゆは米から炊くほうがおすすめです。

雑炊はおかゆではありません

一つ注意しておきたいのは、おかゆと、雑炊やおじや、お茶漬けは別物ということ。これらは単純に水分が増えた米で、米粒のままサラサラと飲み込むように食べることができますよね？　噛み砕かれていない米を消化・吸収する体の負担は、相当なもの。むしろよく噛んで食べる白米よりも、臓器が消化・吸収するのに時間も負担もかかり、せっかく食べても体に吸収されない可能性すらあります。

「突然、軽い発作やめまいを起こしたことがあり、以来、その状況がまた発生すると思うと外出できなくなりました」

あるとき、電車内で突然発作が起き、具合が悪くなりました。別の日には、外出先で軽いめまいを起こし、立っていられなくなりました。病院で検査をしましたが、いわゆる健康診断の数値はとくに異常がありません。けれど、また同じような状況が起こることを予想すると恐怖で、最近は外出すること自体も避けるようになりました。

このような状況を治す方法は、何かありませんか？

「胆寒《たんかん》」+「心血虚《しんけっきょ》」の可能性があります

現実の不安感はもっと辛いものですが、お悩みの症状のイメージとしては、お化け屋敷にいるような恐怖感が日常にずっと付きまとっている感じですね。発作が起きると、視野がどんどん狭くなって真っ暗になり、気絶しそうになっていきます。呼吸もしづらくなって死すら感じる瞬間が訪れる。一度経験すると、「またなったらどうしよう」という恐怖が紐付いて、当時の場所や状況と関連づけ、同様の場所や状況が怖くなるという状態。僕のところへ相談に来られる方の中にも、こういった症状に悩まれている方はたくさんいらっしゃいます。

この場合、CASE3でお話しした「胆寒」(P69)という状況に、さらに五臓の「心《しん》」に「血《けつ》」が足りていない「心血虚」が関わっていることが多いです。中医学でいう「血」には、栄養を運ぶ役割のほかに、精神を安定させる働きがあります。ですから、「血」が不足すると、こころは不安定になり、ビクビクするなど、強い恐怖感を持つようになるわけです。

中医学では「神《しん》は心《しん》に宿る」と言いますが、古代中国において、「心」(心臓)という場所には、「血」でできた祠があり、その中には「神」(こころ)が納まっている、と考えられていました。「神」とは、喜怒哀楽といった感情やこころの反応、機微を含んだ、精神活動のこと。「心」が「血」で十分に満たされていれば、祠はどっしりと安定して、その中に住む「神」は安心していられます。けれど、「血」が消耗されて足りなくなると、祠の骨組みは貧弱になり、グラグラとがたついて、中に納まっている「神」も落ち着いていられない。「心」の「血」が不足すると精神が不安定になる理由を、昔の人はそのように考えたわけです。

病気というより、〝こころの癖〟

改善する手立てとしては、「胆寒」と「血虚」の養生法（P70、P34）を心がけるのが基本となりますが、不安感がまったく生まれない状態にする、というのは難しいのが正直なところです。抑えることは可能ですが、再発する可能性もまた、高い。ただ、僕は、不安感に関しては、病気というよりも、物事に対するこころの癖と考えていて、この癖とどうやって一緒に生きていけるか、どうやったら仲良く共存できるか、その方法を見つけていくことが大事だと思っています。例えば、身長が２ｍある人が日本家屋で普通に生活したら、頭をぶつけまくりますよね。でも、屈むことで回避はできる。物理的に身長を縮めることは不可能でも、工夫次第でトラブルをかわしながら快適に過ごすことはできる。そういうイメージです。

「不安になりやすい」という状況を自身の特性と心得て、それに合わせた生活習慣やライフスタイルを一つずつ見直していきましょう。それが、必要以上に苦しまずに、また薬漬けにならない暮らしを送る最良の手立てだと思います。

特性と仲良く付き合う方法を探す

例えば、こういう症状の場合は、早く眠ることは大事です。不安感が強いというのは、こころがずっと動いているため、常時、「気」も「血」も消耗し続けていて、人よりも〝余力〟が少ないと言っていい。多くの人が無意識のうちにはねのけてしまえるような微小なことも、ダイレクトにダメージを受けてしまいます。本人すら気づかないちょっとの刺激で発作が起きるなど、押されるとすぐに反応してしまうようなスイッチが頭の中に通常よりもたくさんあるイメージです。残念ながら、できてしまったスイッチの数を減らすことは、難しいです。それは幼少期に形成されていたり、遺伝的な要素も加わっていたりします。でも、なるべくそのスイッチが押されないようにすればいいわけです。「血」を含む体の潤いである「陰」は、夜間、眠っている間に補給されます。だから、早く寝て、たっぷりと睡眠時間をとることが、何よりも大事なのです。

また、些細な刺激でスイッチが押されるので、ストレスにも人一倍気をつけることが必要です。働きすぎも厳禁。こまめに休息をとりながら、無理は避けること。プレッシャーがかかるようなことを苦手とする場合が多く、また今回のように外出に恐怖を感じるのであれば、在宅でできる仕事にする、仕事量を自分で選べるような職種にするなど、ときには人生において大きな選択を迫られるかもしれません。でも、自分の心地よさを最優先にどっしり真ん中に据えて、そのための生活を一から作り上げた方が、以前よりも生きやすくなるはずです。

専門家に相談することも一つの手

ただ、実際のところ、今回のお悩みを一人で食養生だけで大きく改善させるのは難しい問題なので(持っていき方が重要になってきます)、僕たちのような漢方薬局や薬店で相談することもおすすめします。

「発作が起きる」「めまいがある」「動悸がある」など、症状があれば、病名はつかなくとも解決策があるのが中医学です。一見、他の誰かと同じ症状でも、患者さんに生活習慣や食習慣も含めて詳しく話を伺ったうえで、Aさんにはこっちの生薬を多めに、Bさんにはあっちの生薬を多めになど、微調整しながら、一人一人に最適な漢方薬をオーダーメイドで調合します。症状を安定させるという点では、漢方薬は高い効果が期待できます。

一方、西洋医学の薬は、強く突発的に出る症状を素早く抑えることは得意分野で、一刻を争う緊急の場合にはとても心強い存在です。

辛いとき、しんどいときは、どうか一人でがんばりすぎないように。僕のお客様の中にも併用している方はたくさんいらっしゃいますが、症状がひどいときは西洋医学の薬に頼り、平常時は漢方薬の力も借りるなど、両方の専門家の意見を聞きながら〝いいとこ取り〟をすることも、ぜひ検討してみてください。

今、苦しんでいる方が快適な暮らしを送れることを、切に願っています。

「高所恐怖症です。高いところに行くのはもってのほか、高所での映像を見たり想像したりするだけでも震えます」

怖い体験をしたわけではないのですが、高いところが苦手です。極力行くことはしませんが、どうしても行かねばならない場合など、足がガクガクして震えが止まりません。

最近は、高い場所で撮影された映像を見たり、頭の中で想像したりするだけでも、手足が震えたりと不安になったり、症状がひどいような気もしています。

恐怖感を和らげる養生法はありますか？

「腎《じん》」が弱っている可能性があります

中医学で恐怖という感情は、五臓の「腎」に由来します。「腎」は、成長や発育、生殖を司る、生命の火を灯すようなことに関わる臓器です。遺伝やホルモンに関与していたり、生殖機能に関わっていたり、骨や脳とも関連があります。また、毛髪は「腎の華」と言われ、髪の毛の状態は「腎」が管理していると考えられています。

この「腎」という臓器は、恐怖や驚きでダメージを受けます。驚きすぎてひと晩で白髪になったという逸話がありますが、まさにこれは前述した「腎」と髪の毛、恐怖という感情との関係を表すエピソード。実際には、一夜で全部の髪が白髪に変わることはないとは思いますが、そのぐらい、恐れや驚きは「腎」にダメージを与えます。

そのため、お悩みの状態は、「腎」が何らかの理由でいじめられて弱っているため（もしくは何らかの理由でもともと弱いという場合もあります）、恐怖感が強くなっているということが考えられます。もちろん、驚いたり、恐れたりすることが日常に頻発して、その結果「腎」を弱めてしまったという可能性も。どちらにせよ、「腎」を強くさせてあげることが先決です。

「腎」の養生法

弱った「腎」を回復させるには、実や豆を食べるのがよいとされています。豆というのは、発芽をする種でもあり、いわば命の根源ですよね。つまり、生殖に関わる「腎」と同じように、命を支える働きをしています。実も、その中に種を蓄えており、同じように考えることができます。また、中医学には、「似類補類《にるいほるい》」という言葉がありますが、これは「似ているものは補うものである」という考え方。これに従うと「腎」の形に似ている豆は、「腎」にもよい、と考えられます。同様にして、漢方ではくるみが「脳」によいとされています。

日頃の生活で取り入れやすいこととしては、背筋を伸ばして踵をドンと落とす〝踵落とし〟は、振動が、「腎」が管轄する骨や脳に伝わり、「腎」の刺激となって、活性化させます。踵から着地し、地面をしっかりと踏み締めて歩くことも刺激が生まれるので、おすすめ。ただ、厚底のものやクッション性が高い靴などは、振動を抑えることになるため、効果はあまり期待できません。雪駄や草履、裸足など、いわゆる〝快適でない靴〟の方が効果は高いです。もちろん、膝が悪い人にはおすすめしませんが、しっかり踵に刺激が入るように歩くことを普段から心がけるとよいでしょう。

そのほか、「腎」は毛髪のみならず、「歯」も管轄しているため、奥歯をカチカチと噛み合わせることも、「腎」を元気にする効果があるとされています。

「腎」は生命の源である「精《せい》」の保管袋

さらに「腎」は、生殖に関わる生命力の根源である「精」（Ｐ13）を蓄えている〝袋〟でもあります。ガチガチに硬い袋には「精」がうまく入りませんから、その袋はできるだけ柔らかく保っておきたい。そのため、体をゆるめることや冷やさないことも大事です。とくに、腰は「腎」の器と言われていて、腰の中に「腎」がすっぽり収まっていると考えられています。だから腰を弱らせてはいけません。長時間の立ちっぱなしは腰に負荷がかかるので、歩くなどしてできるだけ動く方がよいし、ずっと座りっぱなしもまたよくありませんが、歩いたあとは適宜座って腰を休めることも必要です。そしてとくに腰は冷やさないように注意を。腰を温め、体をゆるませることを意識すると、年齢を重ねるにつれて減ってくる「精」を、できるだけ多く蓄える可能性が高くなります。

「腎精《じんせい》」不足は、脳の判断を鈍らせます

ちなみに、「精」も「気《き》」、「血《けつ》」、「津液《しんえき》(水《すい》)」(P12、13)同様に、食べものからつくられます。「脾《ひ》」で食べものを消化・吸収し「精」がつくられると、「腎」に貯められる仕組みです。「精」が十分につくられることで、「腎」とつながっている「脳」へも栄養が運ばれます。そのため、なんらかの理由で「精」(腎精)が不足すると、「脳」が判断を下すという作業に誤作動が生じる可能性があります。

今回は高いところが怖いというお悩みでしたが、高い場所を想像しただけで足が震えるという点では、現実には高い場所にいないのに、実際に体感しているのと同じぐらいの強い恐怖を感じているわけですから、「脳」の判断が正常に働いていない、とも考えられます。

例えば潔癖症と呼ばれる人たちは、しっかり手を洗っても不潔に感じて何度も洗ったりするわけですが、こういった強迫性障害の場合も同様に、「腎精」が不足していて、脳が誤作動を起こしてしまう、とも考えられます。以前お会いしたお客様には、咳があり、その咳のせいで喉が痛くなっただけでも、「自分は、がんじゃないか」などと、小さな不安が一気に増大するような状態の方もいらっしゃいました。この方も、まさに「腎精」不足の状態でもありました。

「精」と「血」の関係、それぞれの臓器のつながり

また、脳を使うということは「血」も消費しますから、「血」が足りていない「血虚《けっきょ》」の可能性も高いです。中医学では、「精血同源《せいけつどうげん》」という言葉があり、「精」が不足すると「血」から補充され、「血」が足りないときは「精」から補われると考えます。つまり、「精」と「血」は互いに助け合う関係で、どちらにも入れ替わることができる関係にあるということ。「腎」に十分な「精」があれば、「血虚」の状態の場合は「血」を補ってもらえます。でも、「血虚」でさらに「腎精」も不足しているとなれば、脳の働きが鈍くなるのは、想像にたやすいですよね。

たとえ「血」が十分にあったとしても、「腎」が弱って「精」が不足すると、最初のうちは「血」から補われますが、飲食物等で「血」や「精」に変わる原料が補給されない状態が続くと、徐々に「血」も足りなくなってきて、「血虚」に傾いていきます。すると「血」を貯めておく蔵元である「肝」もダメージを受けますし、「血」で十分に満たされることで安定する「心《しん》」も弱くなっていきます。すると、こころも不安定になり、さらに不安感が増すということも起こってきます。

かといって、「血」や「精」に変わりやすい食べものを積極的に摂っても、「脾」が弱っていたら、うまく消化できずに「血」や「精」がつくれません。また、余分な水分が固まった「痰湿《たんしつ》」（P50）が

体のあちこちに溜まっていれば、体内のスペースは限られていますから、この場合も、「血」や「精」をたくさんつくり出すことができません。

すべてのお悩みに関して言えることですが、このようにしてそれぞれの臓器がつながり、関連し合っているため、一見同じ症状でも、その人それぞれでさまざまな原因が複雑に絡み合っている場合も少なくないのです。

前述した、咳をきっかけに不安を募らせていたお客様も、「腎精」不足だけではなく、さまざまな要因が絡み合った状態で、当初は西洋医学のお薬もたくさん服用されていらっしゃいました。けれど、絡まった糸を一本ずつほどくようにして、中医学の観点からさまざまなアプローチを施していくことで、薬を減らしても安定した暮らしを送ることができつつあります。

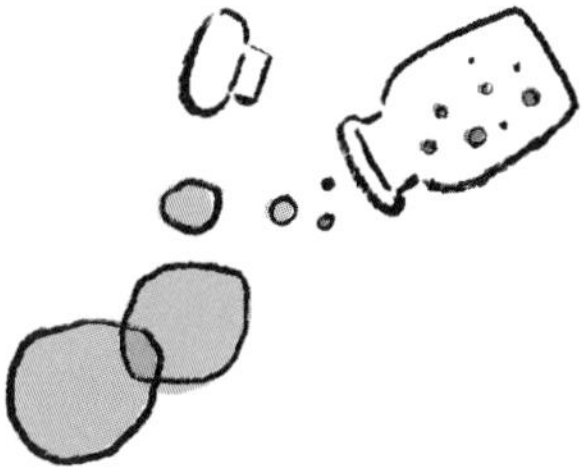

第3章

イライラする

体内の「陽」が過剰になると、
体に不要な「熱」へと変化します。
この「熱」がイライラの原因。
「熱」が生まれるさまざまな理由を見ながら
イライラしない工夫をお伝えします。

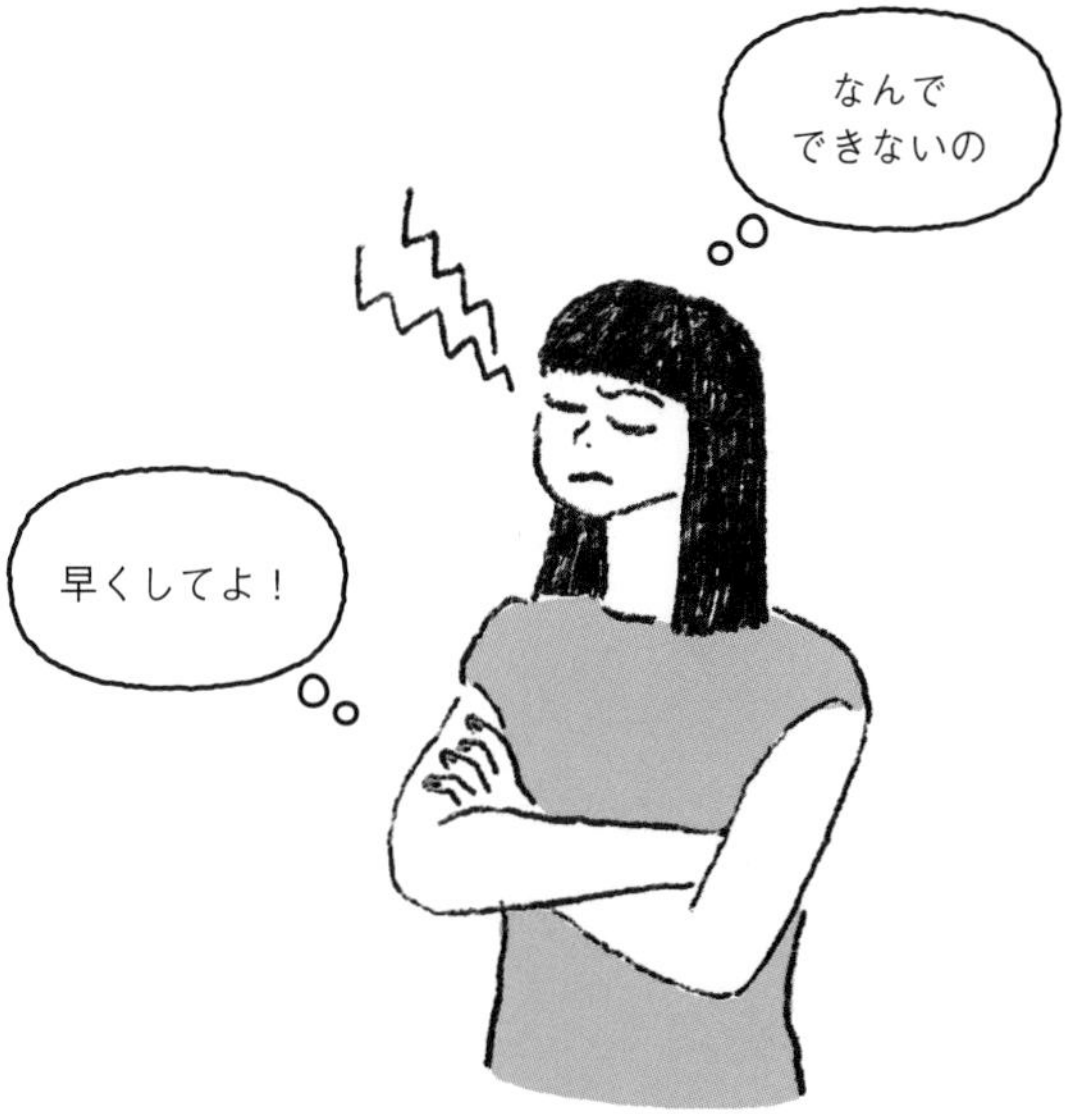

「短気な性格という自覚はありますが、イライラしたくはありません」

仕事上のミスやトラブルなど、些細なことでも怒りを収められなかったり、すぐに不満を撒き散らしたりと、短気だという自覚はあります。とくに最近は忙しくて睡眠時間もまともに取れておらず、イライラすることが増えています。でも、すぐにイライラする状態は自分でも居心地が悪く、本心としてはもっと穏やかでいたいと願っています。

イライラを自分で改善する方法はありませんか？

体に要らない「熱」が生まれています

頭から湯気が出るほど顔を真っ赤にして怒る、というような描写を漫画などで見かけたことがあるかと思いますが、まさにあのイメージで、中医学でイライラの正体は「熱」と判断します。本書の冒頭で紹介した「陰陽論」（Ｐ11）は、もうご理解されていますね。この世にある万物は「陰」と「陽」に分けられ、そのバランスが大事であるというお話です。「陽」という活動するエネルギーは体にとって必要不可欠ですが、過剰になると、体に不要な「熱」に変わります。ちなみに、中医学でいう「熱」は、病気で発熱したときなど、数値的に通常よりも高い温度を持つという意味での熱とは、異なる概念です。「熱」が体に溜まって過剰になり、充血や炎症となって表れている状態を「実熱《じつねつ》」と言いますが、カーッとなってイライラと怒る症状も、この一つ。「陽」が「陰」よりもだいぶ勝っている状況とも言えます。イメージとしては、量を比べたときに、「陰」より「陽」がはみ出ている。つまり、このはみ出た部分を取り去る必要があるわけです。

もともと本人が持ち合わせている性格も関係はしますが、最近とくにイライラを強く感じているのであれば、「熱」が生まれる原因がどこかにあるはずです。まずはどうして「熱」が生まれたのか、その理由を探ることから始めましょう。

「肝気鬱結《かんきうっけつ》」と「陰虚火旺《いんきょかおう》」

「熱」の生まれる原因はさまざまですが、今回のお悩みの場合は、五臓の「肝」の「気滞《きたい》」と、「陰」という体の潤いが少ない状態、すなわち「陰虚」の二つの可能性が考えられます。

「気滞」とは、本来なら体内をスムーズに巡る必要のある「気」が、停滞している状態です。「気」とは、日々を生き生きと過ごすためのエネルギー。毎日を健やかに過ごすためには、この「気」の量が十分に満たされていることも大事ですが、同じぐらい、「気」が体内を滞りなく循環している必要があります。体内を巡ることで、体の隅々まで活力を届けられるわけですが、「気」がうまく流れずに一箇所に溜まってしまうと、そのエネルギーはやがて「熱」に変わり、イライラを引き起こします。

この「気」の流れは、過度なストレスにさらされることで滞ります。「気」の流れをコントロールしているのは、五臓の「肝」の働きによるものですが、「肝」は情緒や自律神経とも大きな関わりがあります。大きなストレスを受ければ情緒は乱され、「肝」がダメージを受ける。すると、「肝」の司令塔としての働きにも影響が出ます。指示系統に誤作動が起き、「気」をスムーズに流せないといったことが起きてくるわけです。中医学では「肝」は目とつながっていると考えるので、パソコンやスマホなど、目を酷使することで「肝」がダメージを受けている可能性もあります。お悩みを聞くと、日々、仕事上でストレスを感じているように見受けられますから、そのせいで「気滞」になってしまっているのかもしれませんね。とくにこの場合は、「肝」の「気」が鬱々として結んでしまっていると考えると、中医学の用語では、「肝気鬱結」と表されます。

また、例えば火事が起きたときに大量の水があれば鎮火できるように、体内に十分な潤い、「陰」があれば、「熱」を抑制できます。けれど体内がカラカラに乾いていると、余分な「熱」を鎮静させることは到底できません。これが「陰虚」である場合の体内。第1章の不眠のケースでも触れていますが、「陰」は夜間、眠っている間に補給されます。相談者は最近、睡眠が取れていないということですから、夜間に補給ができずに「陰虚」である可能性もまた、高そうです。潤い不足で生まれた「熱(火)」を抑えられず、むしろ勢いを増してしまっている状況をとくに、中医学の用語で「陰虚火旺」と言います。

「肝気鬱結」で体内に「熱」が発生され続けているのか、「陰虚火旺」で生まれた「熱」を抑えられない状況が続いているのか。またはその両方が絡み合って、「熱」がイライラを引き起こしているのかもしれませんが、まずは自分の症状からその原因を探ってみましょう。

「肝気鬱結」に見られる症状

●舌のへりが赤い
●おならやゲップをよくする
●胸が張って痛むことがある、片頭痛がある
●情緒が不安定で、イライラした直後に落ち込んだりする
●便秘や下痢を繰り返している
●残便感や残尿感がある
●女性の場合は基礎体温を測ると高低差が激しい
●女性の場合は生理前になるとお腹が張って、脇腹が苦しい

「陰虚火旺」に見られる症状

●体に乾燥症状が見られる(髪の毛がパサつく、肌が粉をふくなど)
●喉がやたらと渇き、水や冷たいものを欲する

●便秘気味で便はコロコロとしている。体型は痩せ型が多い
●舌全体が真っ赤で、乾燥してひび割れている。苔はない
●顔がほてる、のぼせる
●手のひらや足の裏が熱い
●寝汗をかく
●高齢である

両方の症状が同数程度見られる場合は、二つの原因が絡み合っていると判断できます。

生まれた「熱」をこれ以上促進させないための養生法

いずれの原因にしても、生まれている「熱」をさらに助長させるような食習慣、生活習慣は避けましょう。食べもので言えば、控えたいのは、唐辛子や生姜、激辛料理。揚げ物などの油脂分が高いもの、糖分が高いものです。イメージとして、燃えている火に投げ込んだときに、さらに炎が燃え上がりそうなものは、やめた方がよいということです。唐辛子や生姜は燃えやす

いものではありませんが、食べたときに暑くなりますよね。こういったカッカとするものも、避けた方がいい。また、濃いお茶やコーヒーなどの刺激物も、「熱」がこもりやすいので控えます。

生活習慣としては、まずは早く眠って体をしっかり休ませること。体を休めてクールダウンさせ、潤いを補給する時間をしっかりとってあげてください。

「肝気鬱結」の養生法

そのうえで、結んでしまった「気」を巡らせる食材、「理気《りき》食材」（P186）を積極的に摂るのがおすすめです。**大葉**や**みょうが**などの**香味野菜**や、**みかん**、**レモン**、**すだち**等の**柑橘類**をはじめとした香りのよい食材は、おすすめです。

生活習慣では、運動をしっかりして、溜まった「熱」を発散させつつ、「気」を巡らせるのがよいでしょう。汗をかくぐらい激しく動くのがおすすめですが、闘争心を煽られると余計にイライラが増す可能性がありますから、一人で黙々とする運動が向いています。プールでたくさん泳ぐこともいいですね。また、よい香りを嗅ぐなど、リラックスすることも、「気」を巡らせる効果が高いです。

「陰虚火旺」の養生法

乾いた体には、**豆乳**や**牛乳**、**ヨーグルト**などの、水を飲むよりも体の潤いに変わりやすい「補陰《ほいん》食材」（P187）が効果的。潤いを生むとされている五味《ごみ》の「酸」に属す食材（P190）と併せて、日々、積極的に取り入れましょう。

生活習慣では、眠る時間が遅ければ遅いほど、「陰」の補給量が減りますから、とくに早寝を心がけてたっぷりと睡眠時間を取るように。また、潤いを消失するため、過度な発汗を促す激しい運動は厳禁です。今流行りのサウナも我慢して。ただ、日中にプールで適度に泳ぐことは、陰虚の方にもおすすめです。

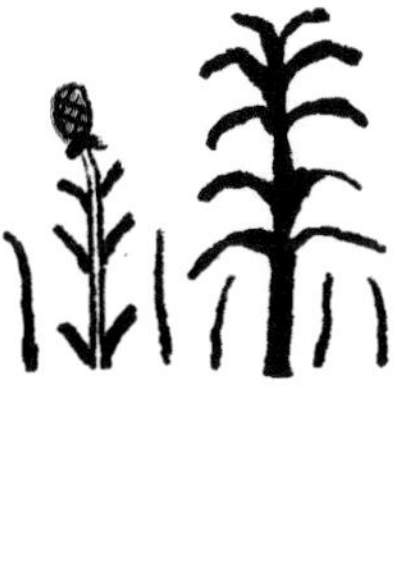

「最近、なぜかイライラします。体の不調もあり、なんとかしたいです」

もともとそんなに怒りっぽい性格ではありませんが、最近どうもイライラすることが多く、鬱憤《うっぷん》が溜まっているように感じています。

また、イライラには関係ないと思いますが、よく下痢をしたり、睡眠中にうなされることがあったりなど、体の不調のせいもあって、心地よくありません。

イライラする感情を減らして、快適に過ごせる工夫を知りたいです！

体に不要な「痰湿《たんしつ》」が溜まっています

ＣＡＳＥ1で、イライラの正体は「熱」とお話しした通り、今回のお悩みも同様に、体内に「熱」が生まれています。では、どうして「熱」が生まれてしまったのか。その理由を探りながら解決の道へアプローチしていくわけですが、今回はイライラのほかに、下痢が多かったり、寝ているときにうなされていたりと体の症状が出ているので、こちらがヒントになりそうです。

ＣＡＳＥ1では、「熱」が生まれた原因を、「気滞《きたい》」（「肝気鬱結《かんきうっけつ》」）と「陰虚《いんきょ》」（「陰虚火旺《いんきょかおう》」）と推測して説明しましたが、今回は、「痰湿」が体に溜まったことで「熱」が生まれた、と推測できます。

というのも、下痢は、体内の水分過多が原因の一つですが、余分な水分は「痰湿」が溜まる大きな原因になります。また、睡眠中の状況は、悪夢を見ていると考えられます。第1章の不眠のＣＡＳＥ6でもお話しした通り、「痰湿」が溜まると悪夢を見るケースが多いのです。

さて、「痰湿」とは、もともと水分だったものが排出されずに体内に留まり、やがてドロドロと粘度を帯びたものです。いわば体にとっての不要物であり、なんらかの不調の原因にもなりうる、病理的産物でもあります。体内のスペースは決まっているので、「痰湿」を大量に溜め込めば、いくら適切な食事を摂っても体のエネルギーである「気」や「血《けつ》」を十分につくれません。

また、「痰湿」が溜まっている、ということは、「気」や「血」の通り道が詰まっていることになりますから、それらの巡りも悪くなります。「気」がスムーズに流れずに、ある一定の箇所に溜まれば、それは過剰な「陽」となり、いずれ「熱」へと変わります。

植物が腐敗するときに熱が発生することがあるように、「痰湿」自体も長期化すればやがて「熱」を帯びますが、「気」の巡りの悪さからまた別に「熱」が生まれていることも考えられるわけです。そしてこれらの「熱」がイライラを引き起こしている、と考えられます。

「痰湿」が溜まらないような食生活を

舌を見て、苔がべっとりとついていて、さらにその色が黄色ければ、体内に「痰湿」が溜まって、さらに「熱」も帯びている証拠ですから、鏡でチェックしてみるとよいでしょう。

ちなみに、舌苔を毎日こそげ取る習慣がある方もいらっしゃると思いますが、僕はおすすめしていません。舌苔を無理やり取るということは、舌を傷つけることになりかねません。例えば骨折するとその箇所が太くなったり、怪我をした場所は傷痕となって硬くなったりするように、舌も傷つけられると分厚くなったり硬く変化したりと、元と同じ状態には戻りません。すると、その部分の感覚が鈍くなる可能性があります。ついた舌苔を取るという行為は、その場限りの対症療法にすぎませんから、そもそも舌苔が分厚くつかないようにする、根本的な対策こそが大事だと思うのです。

砂糖を常温に置いておくと、やがて水分をまとってベタベタとしてくるように、中医学では甘いものは体内で余分な水分を生むと考えます。また、脂っこいものや味の濃いものと同様に、体内に留まりやすい性質を持っており、甘いものも「痰湿」をつくりやすい。アルコールや冷たいものの大量摂取も、水分過多を引き起こします。これらの食生活を改めることが、改善への近道です。また、「痰湿」はネバネバとしていて簡単には流れ出てくれませんが、そのネバネバをサラサラにして、外へ出しやすくしてくれる食材（「化痰《かたん》・利水《りすい》食材」P189）を摂ることは、おすすめ。**ワカメ**や**海苔**、**玉ねぎ**、**大根**、**なめこ**、**アーモンド**等が該当します。

ちなみに、イライラの三大原因は、CASE1で触れた「気滞」「陰虚」、そして今回の「痰湿」です。まれに複数の原因が併発していることもありますが、イライラに困ったときは、CASE1、2の内容と自分の症状や生活を照らし合わせ、解決策を探ってみるとよいと思います。

「言うことを聞かない子どもを強く叱っては言いすぎたと反省し、自己嫌悪に陥ります」

遊んだおもちゃは片付けず、出かける時刻になってからようやく準備をし始めるなど、マイペースな小学校低学年の我が子にほとほと参っています。私の予定も崩されるため、何度言っても聞かないとイライラが募って、つい大きな声で怒ることも。

落ち着いて考えれば、そこまで強く怒ることはなかったと反省するのですが、また同じことを繰り返しては、自己嫌悪に陥る日々です。

このループから抜け出したいのですが、どうすればよいでしょうか？

「肝気鬱結《かんきうっけつ》」＋「気虚《ききょ》」「血虚《けっきょ》」の可能性があります

怒ったあとに落ち込むなど、気性のアップダウンが激しいというのは、ＣＡＳＥ１でお話しした「肝気鬱結」、すなわち、五臓の「肝」の「気」が巡っていない状態が考えられます。「気」や「血《けつ》」をスムーズに巡らせたり、筋肉の動きを管理したりするなど、臓器の司令塔の役割をする「肝」は、情緒にも関わりがあるとお話ししましたが、ストレスを受けたときにはクッションのような役割も果たしています。「肝」が健やかな状態であれば、多少のストレスぐらいはそのクッションで衝撃を柔らかく吸収しながら受け止めます。けれど、過度なストレスにさらされ続けると、使いすぎてへたったソファのように、そのクッション性がどんどん弱くなります。ストレスの刺激をダイレクトに「肝」が受け止め、どんどんと「肝」にダメージが与えられる。すると、「肝」の司令塔の役割にも支障をきたし、「気」の巡りがスムーズにいかなくなるわけです。呼吸や脈拍は安定せず、動悸や息切れをしたり、血圧や体温にも乱れが生じて、急に冷えを感じたり、汗が出たり。カーッと頭に血が上るように怒ったかと思えば、急に気分が落ち込むなど、情緒も不安定な状態に陥る可能性が高いです。「肝」は消化器官もコントロールしているので、消化機能も安定しません。

相談者の方の暮らしを想像すると、生きる活力である「気」の滞りだけではなく、「気」の量も、体の栄養であり、精神を安定させる「血」の量も、不足しているように思います。おそらく、日々の家事や子育てに忙しく動き回っていらっしゃるのではないでしょうか？　仕事のように定休日があるわけではないですから、疲れているのに休息はなかなかとれない。そのうえ、しっかり栄養を摂ろうと思っても、その食事を作るのはご自身であって、栄養補給もままならない。「気」も「血」も消耗しきった状態では、どんなに穏やかな性格の人でもイライラしてしまいます。

養生の前に、自分の暮らしに視点を向けて

「気滞」であり、「気」が不足している「気虚」、「血」不足である「血虚」の状態ですから、養生としては、気の巡りをよくする「理気《りき》食材」（P186）の摂取や、「気」と「血」をつくる食材（「補気《ほき》食材」・「補血《ほけつ》食材」P186－187）を摂ること、休息を取ることなどになりますが、今回の解決策は、別のところにあると思います。

今の状況で、「じゃあこれらの食材を使って毎食ごはんをつくって食べ、リラックスする時間を取って気を巡らせるように心がけ、早く眠って『血』も補給してください」と言われたとこ

ろで、土台、実現は無理な話ですよね。現実は、家事や育児でやることがたくさんあって手が足りないわけですから、ご本人の希望する解決策は、おそらく「もう一本、手が欲しい」です。

以前、同様の相談を受けたことがあります。「そうですね、もう一本手が欲しいですよね。そうすれば、お子さんにもイライラせずに向き合えるんですね」と。そのときは、「でも、残念ながらもう一本の手はない……」という現実はあえて口にせず、「そうですよね、辛いですよね」と共感しながら、数カ月間、黙って話を聞き続けていました。すると、ご自身で気づかれたんです。「ああ、そっか、3本目の手はないから、私の生活を変えなければいけないんですね」と。つまり、「これもやらなきゃいけない」、「あれもやらなきゃいけない」というところで疲弊していた、という点に、自分自身で気づかれたわけです。もう一本、手が欲しいけど、ない。じゃあ、どうすればよいか、というところまで視点を持っていくことで、自らの気づきから解決策を見いだすことのできたご相談でした。

例えば、洗濯物はきれいに畳まなくても別にいいですよね？　乾いたらそのまま収納スペースに入れるだけで、ちょっとは家事時間が減ります。料理も惣菜やレトルト、缶詰を利用すれば、また少し時間に余裕ができる。つまり、そういう感覚です。掃除だって、毎日しなくたって別に死にません。

自分自身が決めて、自分自身がしたいからとやっていることを、子どものせいにするのは、酷な話です。自分とお子さんは、別人格。完璧にしたかったのは自分自身であって、それはお子さんのせいではありません。

また、怒ることと、怒りをぶつけることは別物です。必要以上に怒ってしまった原因が、お子さんの行動そのものにではなく、自分に余裕がなかったことに起因するならば、いま一度自分の暮らしを見直してみてはどうでしょうか。ご自身がストレスに感じない程度に手が抜けるところ、ありませんか？　自分自身がいっぱいいっぱいにならないためにはどうしたらよいか。もちろん、家族や友人を頼って助けてもらえたらよいでしょうし、民間サービスや行政サービスを利用して助かることもあるかもしれません。

怒りすぎたと思ったら、謝ったらいいんです

僕にも小さな子どもがいるので、怒ることはよくあります。言うこと、全然聞かないですよ。僕自身も感情のコントロール、できていません。ちょっと言いすぎたと思うときももちろんあって、そのときは、子どもが起きている間にしっかり目を見て謝っています。子どもには、「謝っ

てばっかり」なんてよく言われていますが、それでいいと思っています。相談者の方も、言いすぎたと思ったなら、自己嫌悪に陥る前に、起きているときに「ごめんね」と伝えてみたらどうでしょう。怒って自己嫌悪というそのループが、一つそこで区切れますから。そのときは、どうして怒ったのか、その本意もわかるようにきちんと説明してあげること。「心配だったから怒ったんだよ」なのか、「怪我をすると思って不安だったんだ」なのか、怒られた原因が子ども自身も理解できれば、学びにもつながります。

再度になりますが、注意しておかなければならないのは、怒ることと、感情的に怒りをぶつけることは、違うということ。そこはしっかり分けて怒り、怒ったときはその理由も、お互いが落ち着いているときに伝えてあげること。

大丈夫、みんなきれいには子育てなんかできていないですから。

「ふと、過去に経験した嫌なことが思い出され、当時のイライラがぶり返すことが何度もあります」

突然、些細なきっかけから過去の嫌な思い出が芋づる式に思い出され、イライラと怒りが噴出してしまいました。その原因となった相手はもう身近にいないので、何もできることはなく、ただ悔しい思いをするだけ。不快なので忘れたいのですが、以来ふとした拍子に思い出しては、そのたびに不満が募ります。

過去へのイライラに対して、できることはありませんか？

素直な感情に寄り添って、整理整頓を

今になって思い出すということは、昔の感情が奥深くしまわれていたということ。それはきっと、その出来事が起こったときは、こころの防衛機能が発動していたということです。当時は真正面から向かうとダメージを受けすぎるから、自分を守るためにその感情を一旦追いやっていたのだと思います。見ないふりをして、箱に入れてぴっちりと蓋をしてしまっておいた。それが今になって思い出されるということは、時を経てその蓋がゆるんできたわけで、それはある意味では、こころが当時の感情を受け止めるほどの余裕ができた、準備が整った、とも考えられます。嫌な感情も思い出せるぐらいこころが強くなったのかもしれませんし、その程度のことであれば、人格が揺るがなくなるぐらい、成長したのかもしれません。

そういう過去の感情には、ただひたすら寄り添って、「そっか、あのとき私は怒りたかったんだね」と、ただ素直に受け入れてあげるのがよいと思います。「なんであのとき、私はこう言わなかったんだろう」と自分を責める必要はまったくないし、「なんであの人はこんな酷いことをしたんだろう」と考えたところで、今となってはどうしようもできません。そういった思いが渦巻くことはあるかもしれませんが、その思考の方ではなく、苦しかった過去の自分の気持

ちに向き合ってあげる方が、大切です。まるで小さな子を見るような感じで、「よしよし」とやさしく受け止めて、「そうかそうか、辛かったね」と、その感情に寄り添ってあげることです。思い出すたびに、ただひたすらにこれを繰り返します。相手について感情が及んだら、すぐにその考えは頭の中でぐしゃっと丸めてゴミ箱へ。「悔しかったよね」「嫌だったよね」と、ただただ過去の自分へ向き直してあげましょう。そうして、その感情を頭の中で整理してあげることです。悲しい思い出だったら、悲しいというファイルに入れて、棚に収めます。悔しい過去だったら、悔しいと書かれたファイルボックスへ。同じことを何度も思い出しても、何度も同じように頭の中でファイリングすることを想像します。

そうやって繰り返していくと、その嫌な感情がどんどん小さくなって、いつしか思い出さないようになってきますから。

こころの養生も大切に

無理に忘れようとしなくていいし、当時の感情を追いかける必要もありません。大事なのは、そのときの自分の感情をほったらかしにしないこと。浮き上がってきた感情に対して、やさしく、丁寧に扱ってあげるイメージです。無意識のうちにいろいろとがんばってきた自分のこころを、ちゃんと気にしてあげて、目をかけてあげるのがすごく大事。これも一つ、こころの養生と考えられます。

考えたってもう何も変わらない、どうしようもないこと、というのは、きっと本人が一番わかっていると思います。けれど、思い出される嫌なことに対して、その処理方法がわからないと、ただ苦しいという思いにからめ捕られて、立ち止まってしまいます。考えても意味がないとわかっていても、なかなかその思考から抜け出せない。だから、思い出すたびに、過去の自分の感情を受け止めて、寄り添い、認めて、整理する。ただただ、これを事務作業的に繰り返してください。そうして、感情をファイリングできたら、「さあ、次」と切り替えて、別のことを。

イライラが思い出されたらファイリング、というように、作業としてルーティン化できれば、嫌な気持ちにからめ捕られて立ち止まることが少なくなると思いますよ。

第4章

気力がない

体を動かす大事なエネルギーである「気」の働きや、仕組みを中心に季節と「五臓」の関係、時刻と「五臓」の関係から活力溢れる毎日の過ごし方のヒントをお伝えします。

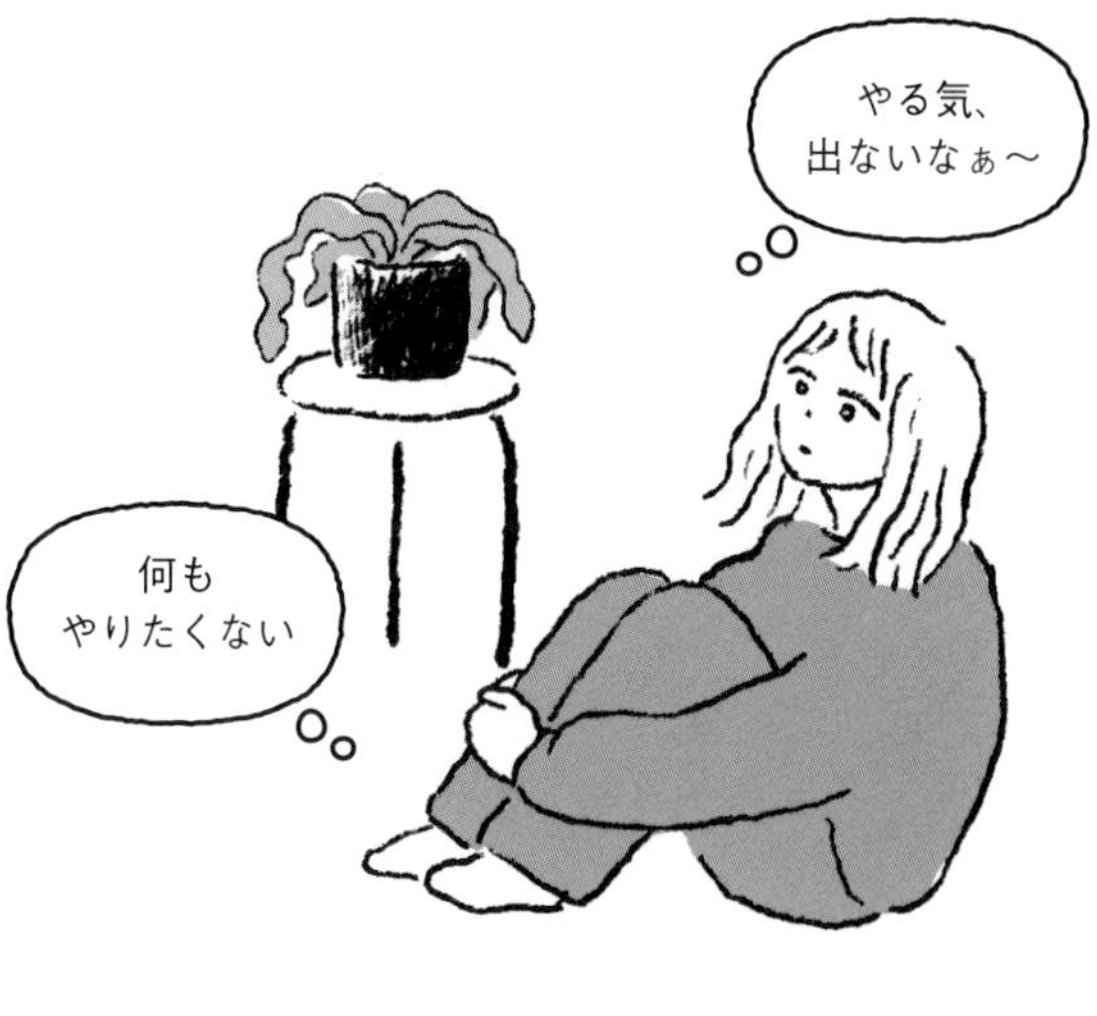

「最近、とにかくやる気が出ません」

このところ、仕事の日だろうと休みの日だろうと、何をするにもやる気力が湧きません。すべてのことがどうでもよく感じられ、とにかく面倒臭いのです。仕事はそうも言っていられないので、とりあえず惰性でこなしていますが、どんどん堕落していきそうで怖い気もします。かといって、「これではダメだ！」なんて気合いを入れ直そうと奮起する気持ちも、一向に湧いてきません。

どうやったらやる気が起こるものでしょうか？

「気」が不足しています

本書の冒頭で、人が健やかに生きるために必要なものとして、「気《き》」、「血《けつ》」、「津液《しんえき》(水《すい》)」、そして「精《せい》」についてお話ししましたが(P12・13)、そのうちの「気」が不足している可能性が高いです。「気」とは、人が日々を生き生きと、元気に過ごすための活動エネルギーのこと、でしたね。「気」が不足している状態を「気虚《ききょ》」と言いますが、「気力がない」、「やる気が出ない」、「元気がない」と、これらの言葉にもすべて「気」という字が入っているように、お悩みの状態はこの「気」が足りていない、典型的なエネルギー不足と考えられます。

ではなぜ「気」が不足してしまっているのか。中医学では、このように視点を移して、症状から原因を探り、考えられる原因にアプローチをして解決に導いていくわけですが、まずはその前に、ここでは「気」についてもう少し詳しく説明しましょう。

「気」はエネルギーですから、実は体内でいろいろな働きをしています。中医学で「気」には、次の5つの作用があると考えています。

「気」の作用1　**推動《すいどう》作用**

文字通り推し動かす働きで、「血」や「津液」を体内に巡らせる作用です。「血」や「津液」というのは純粋な液体で、自ら体内を循環するエネルギーは備えていません。「気」の作用によって初めて体内を駆け巡り、体の隅々まで栄養や潤いを届けることができます。「血」の場合、血管の中に「気」が入ることで、そこへ「血」が乗っかるようにして体内をぐるぐる回るイメージです。つまり「気」が不足すると、栄養も潤いも、全身に行き届かない状態になります。

「気」の作用2　**温煦《おんく》作用**

温める働きのことで、気温が低くても人が体温を一定にキープできているのは、この作用があるからです。全身のほか、体内の器官、組織を温めるなど、必要に応じて熱エネルギーを供給します。そのため、「気」が不足して温煦作用が低下すれば、低体温症や、手足などに冷えを感じることがあります。

「気」の作用3　**防御作用**

外敵から身を守る働きです。ウイルスや花粉、強風、寒さや暑さなどの気温の変化等、外側から受けるさまざまな刺激に対して体を守る、体表面の防衛作用で、いわゆるバリアのイメージです。「気」が不足すれば、外からの刺激が直接体内へ入ってくることになり、体へのダメージが大きくなります。とくに、このバリアの役割をするガードマンのような「気」のことを、「衛気《えき》」と呼びます。

「気」の作用4　**固摂《こせつ》作用**

「血」や「津液」が体外へ流出するのを防ぐ働きです。「血」を血管内へ留めておいたり、水分が無駄に外へ漏れ出ないようにしたりしています。「気」が不足して固摂作用が低下すれば、不正出血や下痢の症状が出る場合があります。

「気」の作用5　**気化《きか》作用**

変化させる働きのことで、代謝のことを指しています。飲食物から「血」や「気」、「精」をつくり出したり、「血」を「精」に変えたり、「精」を「血」に変えたりもします。また、同じ水分でも一部をおしっこに変えたりする力のことも含みます。この働きが低下すると、汗や尿が出ずにむくむことがあります。

「気虚」になると、これらの5つの機能がすべて低下することになります。「血」の巡りが悪くなり、体を温める力は低下し、外敵から防御する力も弱まる。そのため、変な汗をかきだしたり、不正出血したり、下痢もする。かと思えば、排尿されずにむくんだり、便秘になったり、ほてりを感じたり、冷えを感じたりなど、とにかくさまざまな不調が表出してくるわけです。元気がない、やる気がないといった症状も、ここに含まれます。

「気虚」になった原因を探っていく

「気虚」の原因として第一に考えられるのは、働きすぎて休息していない、夜眠っていないということ。当然のことですが、しっかり休息しないと体は回復できません。夜遅くまで残業している、休日も仕事をしているという状況であれば、「気」を消耗するばかりで補給が間に合わず、「気虚」がひどくなる一方です。この場合は、体が「気」を生成して体に補給する時間を与える必要がありますから、休息が何よりの養生です。

次に考えられるのは、ちゃんと食べていない、ということ。「気」は主に食べものからつくられます。朝が菓子パン、昼はカップ麺、間食にチョコレートやスナック菓子を食べ、夜は食べない、なんていう食生活では、「気」は到底つくり出せません。この場合は、食生活を見直すことが先決です。

寝ているし、食事も気をつけて摂っているけれど、なぜかやる気が出ずに調子がよくない……。その場合は、消化・吸収に関わる臓腑の、「脾《ひ》」と「胃」が弱っていてその機能が低下し、食べているのに「気」をつくれていない状況が考えられます。では、なぜ「脾」「胃」が弱ってしまったのか。次はそこへ視点を移します。暴飲暴食は「脾」「胃」にダメージを与えますし、辛いものや甘いもの、刺激物の摂りすぎも同様です。過度なストレスは、体の臓器をコントロールする役割を持つ「肝」がダメージを受けますから、そのせいで「脾」「胃」への指示がうまくいかず、消化・吸収がスムーズに行えなくなってしまっている、という可能性も考えられます。

また、寒すぎる、もしくは暑すぎるなどの、昨今の気候の激しさで、「気」を極端に消耗してしまったという原因も考えられます。

「気虚」の養生法

「気」が不足しているわけですから、よく眠ってしっかり休養を取ることと、「気」を補給できるような食事を摂ることが基本です。けれど、前述したように「脾」「胃」の臓腑が弱っていれば効果は見込めませんから、下痢になっていないか、適切な便通があるかなど、「脾」「胃」の状態を確認したうえでケアしていきましょう。

もし、消化不良を感じるなど、「脾」「胃」の状態がすぐれないという自覚があれば、その回復に一番よいのはおかゆです（P70）。米は、実はコウベイといって生薬でもあります。コウベイは、胃腸機能を改善したり、精神を安定させたりするために使われますから、おかゆはもちろん、少量のご飯をよく噛んで食べるのは、とてもよい治療法です。

「脾」「胃」の状態がよくなってきたら、「気」に変わりやすい「補気《ほき》食材」（P186）を使った食事を心がけます。「補気食材」はたくさんありますが、加熱するとホクホクする食材は全般的に該当します。**いも類**や**とうもろこし**、**にんじん**。それから、**ブロッコリー**や**しいたけ**などもおすすめ。「脾」「胃」がまだ本調子でないならまずは菜食をベースに、完全に回復したら、**鶏肉**、**豚肉**、**牛肉**などの肉類も食べると効果的です。**卵**もいいですよ。魚介であれば、**イカ**や**エビ**、**タイ**、それから**スッポン**も「補気食材」に該当します。
これらを使ってあっさりとした味に仕上げ、しっかり噛んで、腹八分目を目安に。いつでも〝かんたん食養生のきほん〟(P20)を忘れずにいただきましょう。

また、睡眠時間については、21時に寝られるのであれば、4時や5時など、早朝に目覚めてもまったく問題ありません。理想は21時、もしくは22時です。現代社会ではなかなか難しいと思いますが、夜暗くなったら寝るという自然の摂理に従って、5分でも10分でも、まずは昨日より早く眠ることを心がけてください。

病院の消灯時間って、21時ですよね？ 病院生活では、基本的に日中もベッドで安静にすることが求められ、病状によって食事や飲みものに関しても厳しく管理されています。治療に最善を尽くすためにあらゆる点で徹底して制限された環境の中、それでも夜は21時に強制的に寝かせられます。それは夜眠ることが体が一番回復する方法に他ならないからです。

「寝て終わってしまう休日を、楽しくアクティブに過ごしたいです」

仕事はやりがいがあり、夜遅くまで働く日も多いですが、充実していて楽しいです。同じように休日も楽しく過ごしたいと考えているものの、いざ休みの朝を迎えるとなかなか起きられずに、寝て終わってしまうことがよくあります。一日を無駄にした気分にもなるので、買い物へ行ったり、アウトドアを楽しんだりと、もっとアクティブに行動したいです。

休日のレジャーを楽しむためには、どうすればよいでしょうか？

休日は、〝休む〟日です

これは土台、無理な話です。平日、夜遅くまで仕事をしていたら、休日はぐったりするのは当然。そもそも無理な生活をしているのです。もっとシンプルに考えましょう。

まず、休日というのは、そもそも〝休む〟日です。現代ではなぜか、休みの日も動かなきゃいけないと思っている節がありますが、休むときはちゃんと休む。これがとても大事で、ちゃんと休むからこそ、しっかり働けます。

休みの日の使い方をざっくり言うと、体を動かす仕事をしている人は、あまり動かず体をゆっくり休ませること。逆に、ずっと座りっぱなしの仕事をしている人は、適度に動くことがよいです。よく動いて（「陽《よう》」）、よく休む（「陰《いん》」）、いつでも「陰」と「陽」のバランス（P11）をとることが大事なわけです。一週間で大体の帳尻が合うような生活習慣を心がけるのがよいと思います。

休日に買い物に出かけたいならば、平日の仕事の時間を減らす、働き方を朝型にシフトし、平日の夜にたっぷり睡眠時間を取るなど、基本の勤務時間で収まる仕事の仕方に変えていくことも大事です。仕事とは、自身の体調管理も含みます。休むこともスケジューリングしたうえで、効率のよい働き方を模索しましょう。

30代頃から、「腎《じん》」は弱っていきます

また、仕事にやりがいがあり、楽しく充実していることはよいことですが、夜遅くまで仕事をすることは、ちょっと危険です。なぜなら、過労は五臓の「腎」に過大なダメージを与えるからです。

「腎」は、成長や発育、生殖を司る臓器で、ホルモンや遺伝についても深く関わりがあります。体のさまざまな機能と密接に関わっており、いわゆる〝老化現象〟は、この「腎」の機能が低下したことによって起きる症状です。

中国古代の医学書『黄帝内経《こうていだいけい》』では、女性は7の倍数、男性は8の倍数の年齢のときに、体に大きな変化が訪れるという記述がありますが、「腎」の機能は、女性の場合では28歳をピークに、男性では32歳をピークに、以降はなだらかに下降していくとされています。しかしながら、その年を迎えなくとも、過労や座りっぱなしで歩かない、夜更かしなどの日々を続けていれば、「腎」にひどくダメージを与えますから、その衰えはもしかしたらピークを待たずして訪れるかもしれません。相談者の方も、実際、休日に起き上がれないほど働いているわけですから、すでに「腎」が相当なダメージを受けていると思われます。

「腎」の機能が低下すると、疲れやすくなったり、冷や汗が止まらなかったり、食欲が出なかったりと、さまざまな不調が表れます。また、今は若さゆえのエネルギーでそのダメージが目立った症状としては表れず、本人に実感はなくても、本格的な老化現象を迎えたときに症状が激しく表れ、人よりも辛い状況になる可能性は高くなります。

「腎」は、「精《せい》」という、生命力の根源であるエネルギーを蓄える袋でもあります。その「腎」がダメージを受ければ、袋は小さく硬くなり、たくさんの「精」が中に収まることはできません。つまり「腎」が弱るということは、命を燃やすためのエネルギーがどんどん減ってしまうということ。

「腎」の機能低下は誰しもに訪れ、そのスピードは人それぞれですが、できるだけゆるやかにすることは可能です。少し先の未来を思い浮かべて、無理は控え、「働く」(「陽」)と「休む」(「陰」)のバランスを大事にしてください。

「季節の変わり目が苦手です。体調を崩したり、ぼんやりしたり、本調子ではありません」

季節の変わり目には必ず風邪を引いたり、ぼんやりとしてやる気が出なかったりなど、本調子でないことが多いです。気温の寒暖差だったり、湿度の違いだったり、気候に変化があるのでしょうがないものとは思っていますが、何かできる対策があれば知りたいです。

季節の変わり目は、何に気をつけたらよいでしょうか？

季節の変わり目は「土用《どよう》」という18日間

季節の変わり目というのは、「土用」と呼ばれる、18日の期間に値します。季節と季節のつなぎ目のようなときで、それはすなわち、次の季節に備えるための体の準備期間とも言えます。春から夏に変わる間を春土用、夏から秋に変わる間を夏土用、秋から冬に変わる間を秋土用、秋から冬に変わる間を冬土用といって、毎年それぞれ18日間、公式に発表されています。

例えば春から夏に変わるとき。春は、五行説でいうと「木」の季節で、五臓でいうと「肝《かん》」です（P127）。春は「肝」ががんばっているわけです。けれど、後半になって夏が近づいてくると、この「肝」が疲れて、少し息切れしてきます。次の夏は、「火」の季節で、五臓では「心《しん》（心臓）」です。この、春の「肝」と夏の「心」をつなぐ間が土用という期間で、五臓でいうと「脾《ひ》」になります。

「脾」は、食べものを消化・吸収する臓器です。健やかに生きるためのエネルギーである「気」や「血《けつ》」をつくる場所でもあります。つまり、「土用」の「脾」は、息切れをしている春の「肝」に栄養を補給してあげながら、次に控える夏の「心」へのバトンタッチをサポートする役割、というわけです。

季節の変わり目に体調を崩すというのは、このバトンタッチがスムーズにいっていないということ。それはすなわち、土用の「脾」の機能が低下していて、サポート不足になっている可能性が高いです。

季節の変わり目には「脾」をいたわって

春から夏にかかわらず、すべての季節の移行期間は同様で、夏「心」から秋「肺」、秋「肺」から冬「腎」、冬「腎」から春「肝」と、前の臓器から次の臓器へバトンタッチする間はすべて土用「脾」と考えますから、季節の変わり目には、とくに「脾」をいたわるような心がけが大事です。

日本では夏土用に「ウナギを食べて元気をつけよう」という習わしがありますが、中医学の観点からすれば、ウナギは脂分が多く、むしろ「脾」に負担がかかります。「気」「血」の補給力は高いですが、とくに「脾」「胃」が弱い人にはウナギはおすすめできません。そもそも、旬は秋ですしね。

季節の変わり目は、生もの、冷たいものは避けて、火を通した温かいものを。例えば、**いも類**など、消化・吸収されやすいうえに、「気」をつくる「補気《ほき》食材」（P186）を中心に、「脾」「胃」をいたわる食生活を心がけましょう。

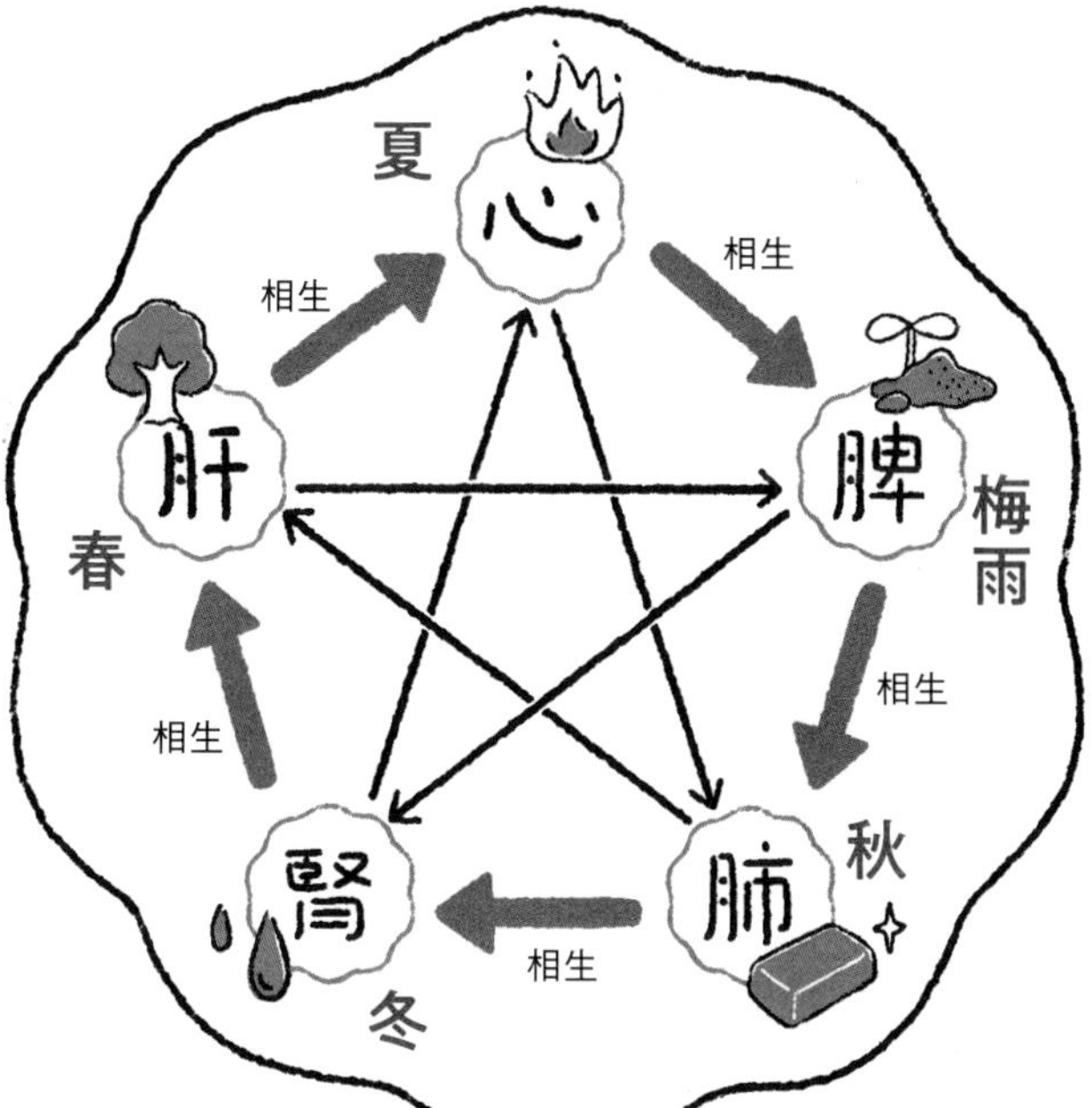

季節と五行、五臓の関係

＊それぞれの季節の特徴については、P129を参照

「春に限って、体がだるく感じます。新生活にワクワクする気持ちとは裏腹に、行動に移す気力がありません」

毎年、春という季節がどうも苦手です。新しく始まることに楽しみを感じていたはずなのに、春になると、なんだか面倒くさく思えて気持ちがついていかなかったり、体もだるく感じたり。

周囲が新しいことにチャレンジし始めるなど、浮き足立つ様子の中、一人だけ上手にスタートが切れずにもがいています。

春を乗り切るための対策があれば教えてください！

1年を通した、季節の役割

この世のすべては5つの要素で構成されている、という五行説を冒頭で紹介しました（P14）。これは季節にも当てはまり、1年は五季（四季）で構成されていると考えます。それぞれの季節に特徴があり、その性質に従って行動することが、人にとっても健やかに快適に過ごせる方法。それが、自然の摂理に従うということです。まずはそれぞれの特徴についてお話ししましょう。
ちなみにここでいう五季とは旧暦で考えますから、日本人としては違和感を覚えますが、春は2〜4月、夏と梅雨は5〜7月、秋は8〜10月、冬は11〜1月となります。

春　中医学で春は「発陳《はっちん》」の季節と呼ばれます。「発」は、虫が冬眠から目が覚めて穴から這い出てくるように、あるいは種が新芽になって土から顔を出すように、何事も発生する、スタートするという意味です。一方「陳」は古いという意味で、前の季節、つまり冬に食べたもののことを指しています。要するに、冬の間に温存していたものを放出しながら、そのエネルギーでもって物事を始める、というようなイメージが春です。

夏　春に芽吹いたものを成長させるのが、夏という季節です。新芽がその茎や葉を四方八方に伸ばして、ものすごい勢いで生育していくのと同じで、とにかく活動的で、飛躍する頃。春と夏は、エネルギーが外へ向かっているイメージです。

梅雨（長夏《ちょうか》）　中国の、晩夏〜秋にかけての季節を「長夏」と言いますが、日本では梅雨の時期を「長夏」とみなします。ともに気温が高く、湿気を強く感じる季節です。食べものの消化・吸収を担う「脾《ひ》」は湿気を嫌うため、土用（P125）と同じように「脾」「胃」をいたわることが大事です。

秋　夏に成長しきったものを収穫するのが、秋です。身近な暮らしでは、発表会の類いをイメージすると理解がしやすいでしょう。だいたいこのシーズンに行われますよね。春に始め、夏に存分にがんばり、成長を重ねたものを、お披露目する。決してできなかったことを振り返って後悔するのではなく、できたものを大事にして冬に備える季節、それが秋です。

冬　冬は、収穫したものを大事にとっておく季節です。例えば、種。秋に収穫したらすぐに植えることはせず、春までとっておきますよね。冬眠する動物もいます。冬はとにかく休む時期。秋と冬は、エネルギーが内に向く季節です。

その季節に合わせた行動を

前述の季節の特徴にそぐわない行動をすると、次の季節に悪影響が出ます。つまり、本来なら活力に満ち溢れる春に、自分だけスタートできない、という今回のお悩みは、冬、もしくはその前の秋の行いによってエネルギーが不足している、と考えられるわけです。休むべき冬にがんばりすぎてエネルギー不足なのか、もしくは秋に実りがなかったのか。

同業の仲間たちとも口を揃えて言いますが、僕らは冬にがんばりません。もちろん仕事をやらないわけにはいきませんが、新しいことは始めませんし、できる限り早く寝ます。発汗すると冬の乾燥で奪われやすい「津液」(体の潤い)を消耗してしまうので、汗をかくこともしません。基本は早起きを推奨する中医学ですら、この時期だけは「日が昇ったあとに起きる」という記述があるぐらい、とにかく冬は休むことを大事にしています。逆に、夏は多少夜まで活動しても大丈夫。太陽が落ちるのも遅いでしょう？　なるべく自然の流れに合わせればいいのです。

「睡眠時間は毎日しっかり7時間取っています。でも、なぜか日中眠くなり、集中力が続きません」

毎日、ほぼ深夜1時までには寝て、朝8時前後に起き、11時頃から仕事を始める、というスケジュールです。7時間、もしくはそれ以上睡眠を取っている日もあるのですが、午前中は頭がぼんやりとして集中力が続かず、午後2時すぎからようやく調子が乗ってくるという感じです。

朝から活発に働くための秘訣はありませんか？

“何時間眠るか”よりも、“何時に寝るか”が重要

中医学で睡眠について語るときは、実は睡眠時間よりも、何時に眠ったか、という時刻が重要になってきます。下の図を見てください。

これは、時刻と、その時刻に活発に働く臓器の関係を表した、「子午流注《しごるちゅう》」と呼ばれるものです。なかでも重要なのは23時から深夜3時。図を見ると、23時から深夜1時は六腑の「胆《たん》」が該当していますね。「胆」という臓器は消化器官の一つで、消化の最終段階を行う場所です。つまり、ここで「胆」が活発に働くことで、体に栄養を補給し、日中疲労した体の修復を行うわけです。でも、この時間に体が起きて活動していると、エネルギーがそちら

子午流注

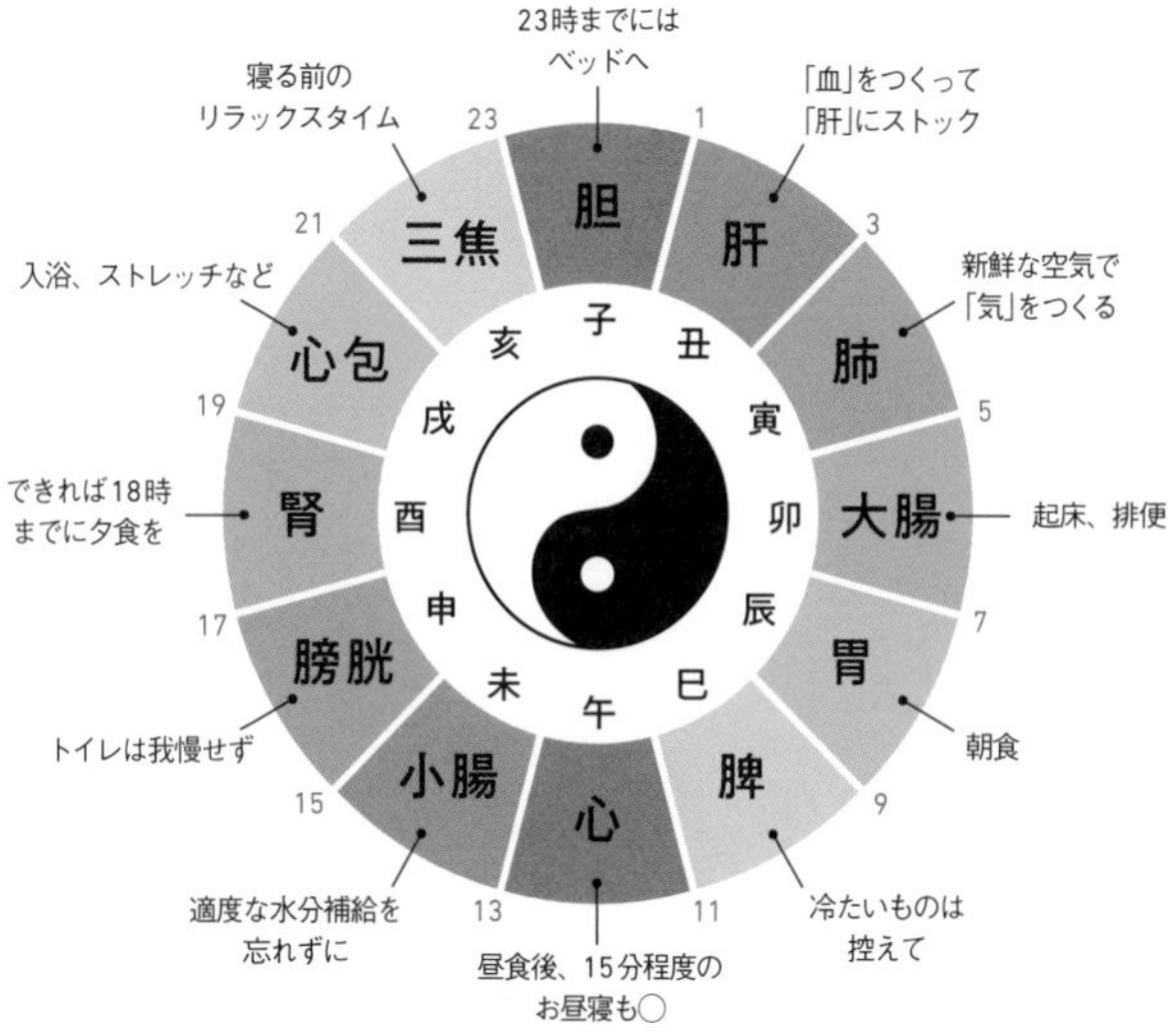

にも使われますから、「胆」は全力で働けません。修復したいのに栄養が足りない、という状況が起こるわけです。だから23時に起きている＝活動しているのはよくない。できればその前の時間帯、21時からすでにリラックスし、体が眠りに向けて準備している状態が望ましいです。この時間に該当する「三焦《さんしょう》」という六腑は、体内の水分調節を行うリンパ管のような働きをする場所で、水を流して掃除をする、みたいなイメージです。そして、「胆」の次は、五臓の「肝《かん》」の時間帯。すでに何度も登場していますが、「肝」は「血《けつ》」を貯めておくタンク、でしたよね。この時間に、「血」がつくられ、「肝」に貯められるわけです。

つまり、21時から23時の間で、余分な水を流して体内の浄化を済ませ、23時から深夜1時の間に消化・吸収の最終段階を終えて体に栄養が補給され、深夜1時から3時までに栄養を蓄えたきれいな「血」が「肝」に貯められる、というスケジュール。21時から深夜3時までは、いわば体内のメンテナンス時間なのです。そのいずれかの時間帯でも起きているのであれば、臓器の働きは鈍くなりますから、体は修復されないまま朝を迎えてしまいます。相談者の方の眠る時刻を見ると、中医学の観点から言えば、睡眠が取れていない、という判断になります。

さらに言うと、23時に「胆」が消化の最終段階をするわけですから、逆算すると夕食は18時までに済ませておくことが理想です。

できる日だけでも、理想の時間割を

とはいえ、これは理想の話。僕も22〜23時に寝るように努めていますが、難しい日もあります。また、夜勤など、お仕事の都合でどうしてもこの時間に眠ることはできない方がたくさんいらっしゃることも、日々実感しています。そういう場合は、休みの日だけでも「子午流注」の時間割に沿って睡眠をとることをおすすめします。

ちなみに子どもの場合は、より自然に近い存在なので、子午流注により厳格に則って21時までの就寝を目指すのがよいでしょう。ただし、しっかり昼寝をしている場合は、多少遅くなるのはしょうがないことです。22時頃までの就寝を目指しましょう。

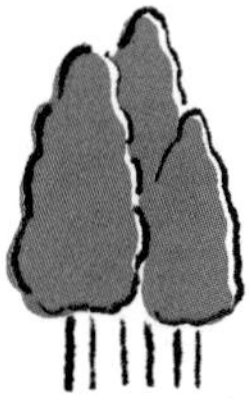

「やる気に満ち溢れていたのに突然無気力に陥るなど、躁鬱《そううつ》のアップダウンが激しいです」

新しいアイデアを思いついて、「あれもやろう」、「これもやってみよう」とやる気に満ち溢れていたのに、突如、すべてのことがどうでもよく思えて、まったくやる気がなくなることがあります。躁鬱のアップダウンをなだらかにして、集中力を持続したいのですが……。

気分のムラをなくしてやる気をキープするコツはありますか？

「肝《かん》」が弱ると、精神は不安定に

本書ですでに何度か出てきましたが、五臓の「肝」は、体の働きをコントロールする役割を担っています。呼吸や消化がスムーズにいくように調節していたり、ホルモンが正常に分泌されるようにしたり、「気」や「血」が体内をくまなく流れるように指示を出していたり、筋肉の緊張と緩和を調整したりなど、体内で起こるあらゆる物事がスムーズにいくように調整する機能を持つ臓器です。この役割を「肝」の「疏泄《そせつ》機能」と呼びますが、この中の一つに、情緒を安定させる、という機能も含まれています。

つまり、「肝」がおかしくなると、情緒は安定しません。イライラしたり、落ち込んだり、やる気が出たと思えば、無気力に陥ったりと、気持ちの乱高下を繰り返します。お悩みの症状である、躁鬱の繰り返しも、まさにこれに該当します。体の症状で言うと、下痢と便秘を繰り返したり、おならが出たりゲップが出たり。女性であれば、生理前に胸が張るのも、「肝」の機能が低下している可能性が考えられます。

「気」を巡らせるような心がけを

「肝」は怒りの感情によってダメージを受けますが、同様に、ストレス過多で悶々と考え続けることも、「肝」の機能低下を引き起こします。「肝」はストレスに対してクッションの役割もしますが、過剰なストレスが続くと、その弾力性がどんどん弱まり、「肝」がダイレクトにダメージを受けるようになるからです。「肝」の「疏泄機能」が低下し続ければ、「気」はスムーズに流れませんから、鬱滞している「気」を巡らせるような対策が必要になってきます。

今の状況は、ホースで言うと、ある箇所を誰かがギュッと握っていて、そこで流れが止まってしまっている状態です。ですから、〝ゆるめる〟という意識がとても大事。どうすればゆるめることができるのかは人それぞれなので、自分でいろいろ試して見つけていくしかないのですが、深呼吸する、手足をぶらぶらさせる、おしゃべり、ウォーキングなどで適度に動いて発散させる、等は試してみる価値があると思います。感覚として、気を〝そらす〟ことが大事で、例えば、よい香りを嗅ぐと意識がそちらにふっと向きますよね。そのイメージで、ふっと空を見上げて雲の動きを見つめたり、散歩をしてみて植物の変化を感じたり。中医学の古典を見ると、高いところに登って遠くを眺める、波間を見つめる、川の流れを見ながらぼーっとする、掃除をする、土いじりをする、なんていうことが推奨されていることで言えば、自然の中に20分ほど身を置くと、ストレスホルモンが下がるとされています。科学的に証明されていることです。

また、**玉ねぎ**や**キャベツ**、**春菊**などの「気」を巡らせる「理気《りき》食材」（P186）も、おすすめ。**香味野菜**や**柑橘類**、**ハーブ類**など、香りがあるものが多く該当します。

やる気はやっているうちに、でき上がっていく

とはいえ、僕もやる気も集中力もありませんよ。やる気はやっているうちに湧いてくる実感があるので、とにかく始めるしかないと思っています。集中力については、まずは今抱えている仕事をすべて出し、一つ一つを短時間ずつやる方法が僕には合っています。この文献を2分間読んだら、次は2分間だけ原稿を書き、次は取材準備を2分間、というように、今やっている作業に飽きて集中力が途切れる前に、別の仕事に移るのです。どれも少しずつしか進みませんから、一体いつ終わるのかと途方に暮れる日もありますが、あるとき全部が一気に片付きます。何事も合う・合わないはありますが、一度試してみてはどうでしょう。

第5章

痩せること・太ること

食べすぎちゃう、痩せたい、太りたい……。
そのとき、体の中では
どんなことが起こっているのでしょう。
臓器やこころとの関係を解きほぐしながら、
その仕組みをお話しします。

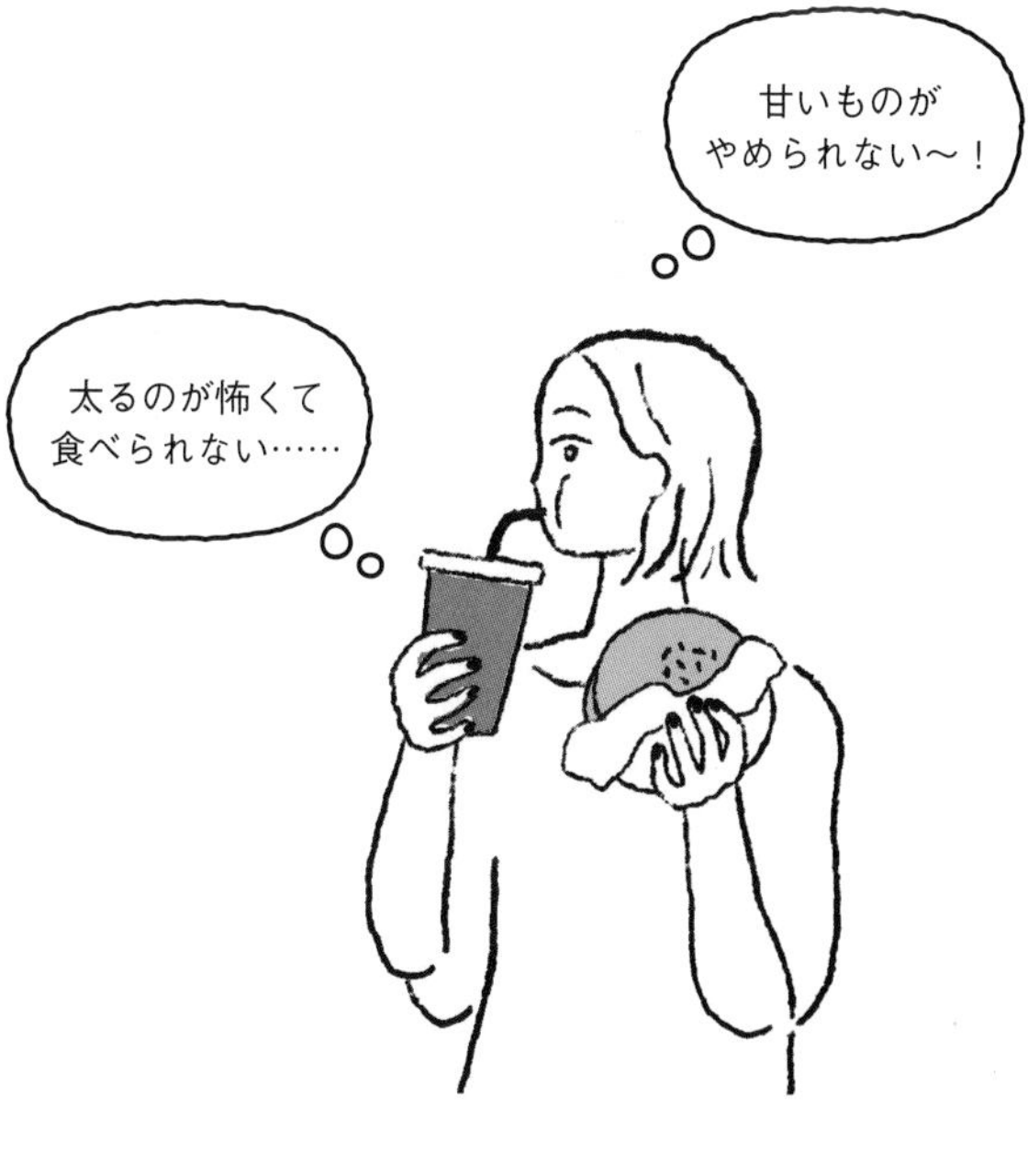
甘いものが
やめられない～！
太るのが怖くて
食べられない……

「一日三食、栄養を考えた食事を摂っていますが、最近太ってきました」

バランスのよい食事を一日三食摂っているつもりですが、最近太ってきました。朝はコーヒー牛乳、パンにウインナー、卵料理と果物が定番ですが、たまに納豆、ご飯、お味噌汁などの和食のときも。昼は手作りのお弁当で、夜はご飯とメイン料理、野菜の小鉢に味噌汁です。

間食はしていませんし、水は一日2リットル飲むと要らないものが排出されてよいと聞いたので、毎日そのぐらいを目標にしています。

ずっとこれで調子がよかったのですが、どうしてでしょうか？

太る＝自分の許容量を超えて食べているということ

「私、食べていないのに太るんです」と相談される方がいるのですが、聞いてみると何かしら飲食しています。そうでなければ、世界の飢餓問題はあっという間に解決できるはず、ですよね。ただ、同じものを食べても太る人もいれば痩せる人もいて、変わらない人もいる、これは事実としてそうです。でも、ざっくりと言えば、どんな場合であれ〝太る〟ということは、自分の体の許容量を超えて食べている、ということ。中医学でも、体が消費する量よりも、摂取する量が多い、というシンプルな理屈で考えます。摂取量は変わっていないのであれば、活動量が減り、それだけの食事を必要としていないのかもしれませんし、もしくは加齢に伴い、筋肉量が低下し、代謝が悪くなっているのかもしれません。

大前提として、中医学は検査機器のない時代の医学なので、例えば体重や、西洋医学で言うところのBMIなど、健康状態を示す数値的な目標はありません。胸の肋骨が浮き出ないぐらいの肉付きで、ちゃんとお腹が空いて、バナナ状の便が毎日1回あり、睡眠時間もきちんと取れて健やかに過ごせていれば、見た目として痩せていても太っていても、それほど問題がない、という考えです。

そのうえで、昔の体重に戻したい、ということであれば修正していきましょう。食事内容を見ると、朝ごはんは脂質が多めと感じられます。パンにも油脂分は含まれていますし、ウインナーも同様です。コーヒー牛乳はどういったものを指しているかにもよりますが、いずれにせよ乳脂肪分は含まれており、これらを控えめにするだけでも変わると思います。もしくは、全体量をもっと減らしてもよさそうです。朝は野菜スープやおかゆで十分な場合もありますよ。お昼のお弁当は問題なさそうです。夜は、メイン料理がどんなものかにもよりますが、例えば揚げ物が多いなら、焼き魚にする、煮物にする。ご飯の量を今よりも減らす、などの点はすぐにでも改善できそうです。それから、一日三食にこだわる必要はありません。空腹でなければ食事は抜いて構いません。しっかりと空腹を感じてから次の食事を摂るようにもしてください。

その水分量は、本当に必要？

一点気になったのは、水を2リットル飲んでいることです。本当にこの量が自分に必要なのかは、見極める必要があります。テレビで見た誰かにとってよかったことが、あなたにも当てはまるとは限りません。体が求める以上に飲んでいれば、単純にむくみ、体重に表れている可能性も考えられます。

水は、口から入ると「脾《ひ》」「胃」を通過して「腎」「膀胱《ぼうこう》」で処理され、不要物はおしっことなって排出されるという流れで、常に内臓に負担がかかります。その量が増えれば増えるほど、臓器は疲弊します。六腑の「腸」は老廃物を排出する役割を果たしますが、大量の水を日々摂取し続けたことによって疲弊し、その排出機能が低下したため、うまく排出されなかった水分が体に溜まって太った、ということも考えられます。中医学で『「脾」は湿を悪《にく》む』という言葉があるのですが、これは、水分をたくさん摂ると「脾」は弱る、という意味。水をたくさん飲みすぎて下痢をした、という状況は想像しやすいでしょう。「脾」の機能が低下すると、食べものの消化・吸収がうまくいかなくなりますから、必要なエネルギーはつくれないうえ、不要物を溜め込むことにもなりかねません。

昨今では、「高齢になったらタンパク質を積極的に摂りましょう」と盛んに言われています。確かにその通りですが、摂取したタンパク質をきちんと消化・吸収できる「脾」「胃」の状態に保っておくことが、まず、大切です。少なくとも50代ぐらいまでは「脾」「胃」に負担をかけない食養生を意識することをおすすめします。

「満腹感が得られないのでついつい食べすぎてしまいます」

食べても食べても満腹感が得られず、とくに夕飯を食べすぎてしまいます。お腹がはち切れそうになるまで食べてようやく満腹だと気づき、とても満足するのですが、体はだるくて眠くなり、なんでも面倒くさく思えてきます。あまり心地のよい状態ではないのでやめたいのですが、食欲が抑えきれません。

体の中ではどんなことが起こっているのでしょうか？

「胃」が暴走している可能性があります

さまざまな可能性が考えられますが、中医学の観点から一つ考えると、「胃」が暴走してしまっている可能性が考えられます。「胃」という五臓は、食べものを受け取ってドロドロにし、その後、「小腸」、「大腸」へと送るという中継地点です。受け取る場所なので、「胃」が暴走すると、食べものをとにかく受け取りまくります。要するに、「胃」が、食べても食べても足りないという、亢進《こうしん》状態になるのですね。これは、「胃」の状態が過剰に強くなっているという状況で、中医学では「胃」に「熱」がある、「胃熱《いねつ》」という判断をします。

では、なぜ「胃」に「熱」が生まれてしまったのか。その理由はいくつか考えられますが、まず一つは食べものです。中医学の「熱」というのは、温度が高いという概念以外に、興奮した状態、亢進している様も指します。辛いものや刺激物、味の濃いもの、アルコールの過剰摂取は、体内に「熱」を生みます。次に大きいのは、ストレスです。イライラしたり、鬱々としたりすることで「気」が体内を巡らずに一箇所に溜まると、それはやがて「熱」に変わります。そして最後に考えられるのは、この二つが絡み合った状態。仕事やプライベート上のストレスを発散する行為として、お酒を飲みすぎたり、過食をしてしまったり、ということは、誰しも思い当たる節があるのでは？

「肝《かん》」がトラブルを抱えている可能性も

また、本書冒頭で紹介した五行説で、「相剋《そうこく》」という、相手を抑制する関係性について説明しましたが（P15）、「胃」と相剋の関係にあるのは、「肝」です。つまり、本来であれば「肝」が「胃」の行きすぎを抑制する役割なのですが、「肝」に何かしらのトラブルがあれば、この抑制する力も正常より弱くなり、「胃」の暴走を止められません。このお悩みを見ただけでは「肝」の状態まではわかりませんが、「肝」は体のコントロールセンターであり、情緒やストレスとも深い関連がありましたよね。過度なストレスにさらされ続けることによって、「肝」がダメージを受けてその機能が低下し、「胃」の亢進を制御できていない、という可能性も考えられます。

体が教えてくれること

実を言うと、過去に僕もこの「胃熱」になったことがあります。例えば夜、普通に一人前の定食を食べます。でも、「全然まだ食べられるでしょ」という感じで、体感では一口も口にしていないような空腹感。それで、さらにハンバーガを一つ、アイスクリーム一カップを食べる。感覚としてはまだまだ余裕でいける感じ。でも、「まあ、抑えないといけないか」と理性で食欲を抑制する感じでした。当時の僕の場合、主な原因はストレスでしたから、中医学の観点から、自然に触れるなど「気」を巡らせる対策をいろいろと試しつつ、漢方薬も複数服用するなどして、なんとか落ち着かせることができました。

漢方薬の処方としては、潤いを補給する作用のあるものを使い、まず「胃」の「熱」を取り去るようにします。「胃熱」のときは、「胃」が「熱」でとにかくカラカラに乾燥している状態なので、「熱」を鎮静させるとともに、干からびている「胃」を十分に潤わせてあげることも重要だからです。併せて、食生活を改めて、飲酒も控える。とにかく「熱」を生むものをこれ以上体内へ追加しないように、遠ざけました。

ちなみに、巷でダイエット薬と謳っている漢方薬がありますが、その多くは下剤ですので、ご注意を。中、長期的に飲んで健康的に痩せるとか、食べても太らないというような便利なものは、残念ながら存在しません。

そうやって、食生活や生活習慣を見直し、漢方薬を取り入れながら、少しずつ、少しずつ体が整ってくると、体が本当に必要とするものが、自然とわかってくるようになります。例えば、薄味を常食としている人がたまに濃いものを口にすると、全部食べられなかったり、お腹の調子が悪くなって下痢をしたり、みたいなことです。これは、体が「いらないものだよ」と、教えくれているに他なりません。

中医学に沿った指導で食生活を整えたり、漢方薬を処方していたりすると、「体が弱くなった」と言う人がたまにいらっしゃいます。「前はこんなものを食べてもなんともなかったのに、下痢しちゃうわ」と。でも、それは過去の体が鈍感だっただけ。体としては、害になるものだから早く外へ出したい。だから下痢をして対処する。下痢にもいろいろなパターンがありますが、その一つに、いらないものを早く排出する、という機能がありますからね。

ずっと不養生を続けていれば、体は鈍感なまま、すっかり体内は蝕まれているのにそれに気が付けず、後々になって不調がどっと表れる可能性もあります。

西洋医学の観点では、ストレスが原因と考えられます

ちなみに、今回のお悩みを西洋医学では「摂食障害《せっしょく》」と呼び、同様にストレスによって過食になっていると考えます。自律神経は交感神経と副交感神経の二つに分かれ、交感神経は、活動を促進する神経系で、逆に副交感神経はリラックスしたり、体をゆるめたりする神経系です。食べることで、満たされた気持ちになって気分が落ち着いたり、眠れたりする経験があるかもしれませんが、食べることで副交感神経のスイッチが入ります。それは、食べたあとの消化という作業が、副交感神経の支配下にあるからです。つまり逆説的に考えれば、食べれば副交感神経のスイッチが入る、ということになります。

ストレスフルな状況に置かれていると、体はいつでも戦闘態勢で交感神経のスイッチが入りっぱなし、興奮状態が続きます。すると、副交感神経のスイッチが入りにくくなってきます。イライラしたり、汗が止まらずにドキドキしたり。体は休みたいので、たくさん食べてなんとか副交感神経のスイッチを入れようとするわけですが、興奮状態で食べものを詰め込めば、気持ち悪くなって吐くしかありません。つまりストレスによって自律神経が正常に働かず、過食になったと考えられますが、中医学の見解とも似通う点がありますね。

「過食と嘔吐や下痢を繰り返しています」

食べすぎていることはわかっていますが、その衝動を止めることができません。でも、お腹がはち切れそうなほど食べたあとで、罪悪感と後悔、太る不安など、さまざまな感情が押し寄せてきて、たまらずに吐いたり、下剤を使ったりしています。誰かに聞いてもらいたいと思いつつ、恥ずかしくて友人に相談することもできません。

自分でできる改善策はありませんか？

一つ一つの症状を考えてみる

中医学では、まず、各症状にスポットを当て、それらを一つずつ改善することから始めます。例えば、今回のお悩みの一つにある〝嘔吐〟という症状。中医学では、基本的に、口から入ったものは「脾《ひ》」「胃」を経て、「腸」を通って肛門を出て排出される、というように、上から下へ流れるのが正しい道筋です。対して嘔吐という行為は、その流れに逆行している。だからこの場合は、「気」の巡りがおかしくなっていると判断し、「気」の流れを整えるような治療をします。

次は〝暴食〟。なぜその衝動が起こるのか、ということです。主にストレスに起因することが多いですが、その原因はどこにあるのか、根本的な理由にアプローチすることが非常に重要です。また、〝不安感〟という症状も出ていますね。ではなぜ不安に感じるのか。精神を安定させる作用もある「血《けつ》」が不足しているのか、決断を司る五臓の「胆《たん》」が弱っているのか。

お悩みとして挙げられたもの以外にも、表出しているあらゆる症状を丁寧に聞き取って、一つずつ地道に整えながら、全体的に大きく狂ってしまったバランスを時間をかけて修正し、最終的に解決へ導くというのが、中医学の治療方法です。

一人でがんばりすぎず、専門家を頼ってみても

ただ、今回のお悩みは、西洋医学では完全に〝過食嘔吐〟と呼ばれる摂食障害の症状で、一人で向き合うのは、非常に難しい問題と言わざるを得ません。普段なら物事を論理的に考えられる人でも、自分のこととなると重要なポイントに気づけなかったり、自分で自分のことを客観的に見ることや、自分の本心に気づくことがまずとても難しかったりして、そもそも本当の原因にたどり着く道のりが相当険しい。過去の生い立ちや幼少期のトラウマ、親との関係性など、本人は思い出したくない複雑な事情が絡み合っている場合もあります。

ビジネスなどの場面で「条件をのむ」という言い方をしますよね。不本意ながらも黙って従う、甘んじて受け入れる様を表した言葉です。その言葉のように、何か辛い状況を処理しようと、〝食べて飲み込もうとしている〟、けれど不本意だから飲み込めないものは吐いてしまう。そんな感じも受け取れます。何らかの負の感情を消化するために、過食する、嘔吐するという行為に転じているのではないかと想像しますが、その根本的な問題にリーチするためには、相当な技術も要します。その点で、僕ら漢方の専門家はもちろん、精神科医に相談することも、僕とし

ては強くおすすめしたいです。よく、精神科と心療内科がごっちゃになっている方がいらっしゃいますが、こころの悩みは精神科です。心療内科というのは、本来、こころのトラブルが体の症状として表れたときに向かう場所です。精神科は、今は本当に予約が取れないと聞くので、早めに予約だけでもしてみるといいと思いますよ。

一人でできる、問題の整理方法

そのうえで、一人でできることとして、まず自分の気持ちや不安に思っていること、不快だと思っていること、理想の状態、どうして暴飲暴食してしまうのか自分なりに考えた理由など、頭を巡っていることをノートに書き出してみることはおすすめです。「悩みばっかりで、頭の中にはそれしかありません」と相談にいらっしゃる方も、「じゃあすべてを書いてください」とA4用紙を差し出すと、大抵1ページも埋まることはありません。せいぜい4～5行で終了。そのいくつかの悩みが、頭の中を何度もぐるぐると巡っているだけだったんですね。

自分のことはなかなか客観視できないと言いましたが、書き出すという行為は、自分の問題を可視化して整理できるという点で、とても有効だと思います。

「もう少し肉付きをよくしたいのですが、太りにくい体質です」

「痩せていて羨ましい」とよく言われるのですが、自分としてはもう少し太っている方が魅力的だと思うので、その言葉に傷つきます。ただ、少食なのですぐにお腹がいっぱいになりますし、無理して食べると気持ち悪くなったり、下痢をしたりして、太りにくい体質だと思います。

どうしたら健康的に太ることができるでしょうか？

その〝体質〟は、先天的？　後天的？

そもそも体質とは、多くの場合、生まれながらに持っている個々人の体の性質のことを指しますが、今回の体質と考えられる状態が本当に先天的なものなのか、もしくは後天的なものなのかで、判断は変わってきます。ご自身では生まれながらの体質だと思っていても、もしかしたら、幼少期からの食習慣、生活習慣等で、無意識のうちに長い時間をかけて後天的につくり上げられたものかもしれません。先天的な体質を変えることは、正直、難しいですが、後天的に養われたものである場合、修正は可能です。ただ、僕の個人的な意見ですが、痩せることよりも太ることの方が難しいという実感があります。

「脾《ひ》」と「胃」が弱っている可能性

太れない、という場合、食べものを消化・吸収する役割を担う、五臓の「脾」と、六腑の「胃」の処理能力が落ちているか、もしくは先天的に処理能力が人よりも低い状態と考えられます。だから、どれだけ食べものをいっぱい食べても、「脾」「胃」がキャパオーバーで処理ができず、体に吸収されることなく下痢として外へ排出されてしまい、太れないわけです。

「脾」「胃」をいたわる生活を

そのため、基本的には、〝食べる〟という行為の前に、まず弱ってしまった「脾」「胃」を正常な状態に戻す養生を続けることが、健康的に太れる方法です。

では、なぜ「脾」「胃」が弱っているのか、に視点を移しましょう。例えば両親ともに胃腸が弱い場合は、遺伝的に生まれつき「脾」「胃」の機能が人よりも低い可能性が考えられます。けれども、食べものや過度なストレス、過労や睡眠不足、無茶なダイエットも、「脾」「胃」にダメージを与えますから、それらの外因によって、もともとの「脾」「胃」の機能を、さらに低下させている場合も考えられます。

中医学で「肥甘厚味《ひかんこうみ》」と呼ばれる、脂っこいもの、甘いもの、濃い味のものは、体内に滞りやすい性質があり、「痰湿《たんしつ》」になりやすいと考えます。これらを毎日のように食べていれば、消化を担う「脾」「胃」への負担は相当なもの。冷たいものや、過度な水分摂取も同様ですし、食事の時間が不規則だったり、毎晩夕食が20時以降だったり、よく噛まないで食べたりする場合も、

「脾」「胃」にダメージを与えます。また、しっかりと休む時間がなければ、日中働いた「脾」「胃」は回復しませんから、睡眠時間の少ない日々が続けば、「脾」「胃」の機能はどんどん低下し続け、食べても太れないという状況は加速します。

さらに、中医学では、思い悩むことや考え続けるといった状況は、とくに「脾」「胃」に負担をかけると考えます。悩み事を抱えているなど、ストレスフルな日々が、「脾」「胃」をいじめているのかもしれません。

……と、ざっと見ても「脾」「胃」の機能低下の原因はさまざま考えられます。まずはご自身の生活を振り返り、前述した習慣がないか確認したうえで、それらを一つずつ取り除くような生活を続けることが望ましいです。

ちなみに、〝痩せの大食い〟って言いますよね。中医学でこの状態は、体の潤いが足りていない、「腎陰虚《じんいんきょ》」と判断します。体内がカラカラに乾いて「熱」が溜まった状態で、食べものを入れてもすぐに燃えちゃうようなイメージです。だから食べても太れない。また、いわゆる胃下垂と呼ばれる状態を中医学では「中気下陥《ちゅうきかかん》」と呼びますが、これは「脾」の消化・吸収力が低下している状態なので、下痢をしやすい、もしくはすぐに便になって排出されるなどして、こちらも太ることが難しい症状です。

「お腹は空いていないのに、つい甘いものを食べてしまいます」

集中して仕事をしたあとなど、板チョコを一枚食べても足りないぐらい、甘いものを欲します。お腹が空いているわけではないのですが、ついついチョコに手が伸びてしまいます。

一方で、脳には糖分が必要という話も聞くのですが、やっぱり甘いものはよくないのでしょうか。

甘いものをやめられないときは、どうしたらよいのでしょう？

チョコレート中毒になっているのかも？

お話を伺っていると、〝甘いもの〟と言いながらも、とくにチョコレートを欲しているように感じます。脳を使ったから糖分が必要、ということであれば、極端な話、ブドウ糖で問題なく、それならラムネを数個かじればよいわけです。糖分はエネルギーとなりますが、自然界にある甘いものは果物が限界です。そのため、それ以上の糖度を持ち、油脂というまたエネルギーになる成分の含まれたチョコレートを人間が本能的に欲する、という理由はあるかと思いますが、一般的な僕ら日本人の住む現代社会においては、体に糖分が足りていないという事態はそうそう考えづらいです。

もちろん、チョコレートは食べて構いませんよ。おいしく食べて、まったく問題ありません。けれども、板チョコ一枚を一気に食べるというのは、食べすぎです。どこかで「脳には糖分が必要」と聞いた理屈をうまく使って自分をごまかしながら、チョコレートに依存した状態になっている可能性が考えられます。アルコールなどと一緒で、チョコレートを食べたときに得られる多幸感が忘れられず、ふっと疲れたときなどに、無意識にその状態を求めてしまっているのかもしれません。

甘いものが欲しいときは……

チョコレートを食べること自体はまったく否定しませんが、体が喜ぶものを口にするとよりよいと思います。それはなるべく人の手が加えられていない、自然な食べもの。太古より人が食してきたものは、体への負担が少ないからです。例えば、チョコの代わりに果物を食べれば、ミネラルやビタミンなどの栄養も摂取できます。もっとこってりとしたものがよければ、ナッツ類に蜂蜜をかけたり、黒ごまペーストにきな粉や蜂蜜を混ぜてみたり。僕の妻は「高い果物や野菜を買えばいいんだ」と言っていました。どういうことかというと、例えば、ご褒美にパフェやケーキで千円ぐらい使ったりしますよね。そういう場面で、スイーツの代わりにいつもは買わないちょっと高い果物や野菜を買ってみる、ということです。千円のフルーツトマトなんて、相当甘くておいしいはずです。果物でも千円となれば、なかなかの高級品。「高い野菜や果物をご褒美に買う感覚がなかった」と言っていましたが、こっちの方がよっぽど健康的です。

すぐ手が伸びてしまうということであれば、環境を変えるのも一つの手です。周りにチョコをストックしているなら、まずは一掃して、ナッツやドライフルーツ、果物などに替えることも、チョコ依存から抜ける一歩だと思います。

選択肢を増やすということ

もうだいぶ昔のことですが、実は僕、今より太っていました。中医学を習い始めた当初、「食べものに対して尊厳がないね」と指摘されたことがきっかけで食事に気を使うようになったら、1年で体重が10kg自然と落ちました。口にする前に、中医学で学んだ知識を反芻するように、この食事が体の中へどう影響するかを考えるようになったのです。ずーっと毎朝菓子パン、昼はカツ丼みたいな食生活を送っていましたが、手に取る前に、「脾」「胃」に負担がかかるなぁということが頭に浮かぶ。じゃあ、違うものにしよう、という感じ。菓子パンかハンバーガーか、みたいな選択肢にもう一つ、体が喜ぶ食事の候補が挙がる感じです。自然と自炊するようになりました。面倒くさがり屋なので、昼はおひたしにゆで卵とおにぎり、豚汁、という定番セットを毎日。何かを禁止するわけでも、節制するわけでもなく、食べたければ食べます。ただただ、「食べるなら体が喜ぶ方がいいな」という選択をし続けた結果でした。

甘いものが食べたいと思った瞬間に、体が喜ぶ様子も一緒に思い浮かべて、口にするものの選択肢を増やしてあげることも、いいかもしれません。

第6章

その他のモヤモヤ

悩みというほど大袈裟ではないけれど
日常生活で感じる
さまざまな小さなモヤモヤたち。
中医学の知識も用いながら
こころがほっとゆるむヒントをお伝えします。

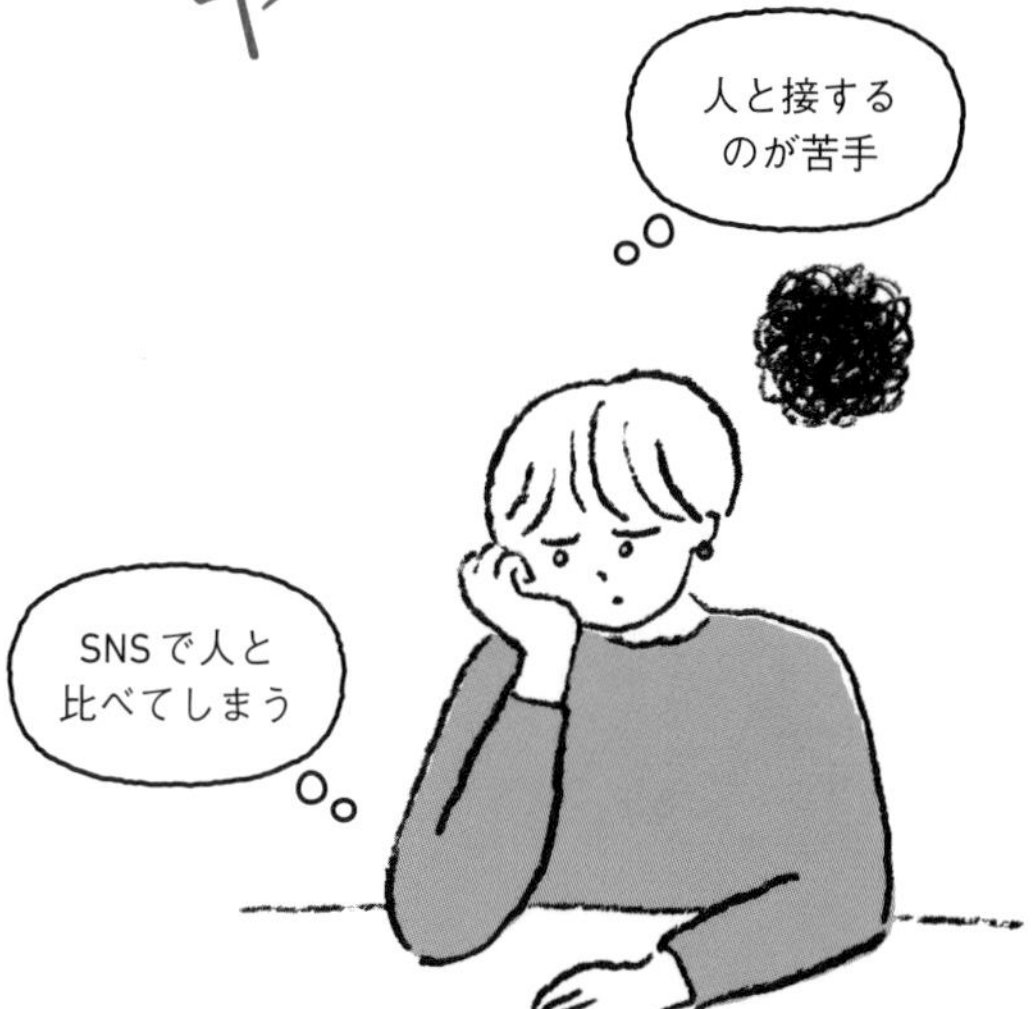
人と接するのが苦手
SNSで人と比べてしまう

「自己肯定感が低く、つい他人と比べては落ち込みます」

自分に自信がなく、自分のことを好きになれません。学校でも家庭でも、「苦手なこともがんばって克服するべき」、「驕らず常に謙虚でいるべき」と言われて育ったので、できることよりも、自分ができないことに気が向いてしまいます。「なんて自分はダメなんだろう」と思ってしまいますが、そんな自分を変えるにはどうしたらよいでしょうか。

自己肯定感を高める練習や、こころを強くする養生があれば知りたいです！

そもそも、こころを強くしなくて、大丈夫

まず、こころを強くする必要はありませんよ、今のままで大丈夫。変わろう、変わらなければ、と思いすぎることは、しんどいものです。なぜなら、変わろうとする思いこそが、今の自分の否定に他ならないですから。それに、あなたのこころは強いわけでも、弱いわけでもありません。こころの反応というのは、その人が今までの人生を生き抜くために培ってきた、いわばサバイバル術のようなもの。これまで育ってきた環境の中で自分を守るため身につけてきた術が、今の状態なわけです。それはきっと、あなたがこのまま生きていくうえでも役立つものでもあるので、捨てなくて大丈夫です。

自分の気持ちを素直に感じることから始めてみる

お悩みを読むと、もしかしたら、自分の気持ちよりも、誰かに言われたことの方を、無意識のうちに優先させてしまっているのかもしれないですね。この場合は、自分が本当はどう思ってどう感じているのか、まずは自分の気持ちを感じる、知る、というところからスタートした

方がよいかもしれません。自分を好きになれないと思ったとき、自分はダメだと思ったときに、自分の感情を丁寧に感じてあげることです。辛いのか、悲しいのか、悔しいのか。いつもならすぐに自分を責める方向へ気を向かせていたのを、自分自身の深いところへ矛先を向けるイメージです。悔しかったのかもしれないし、怒りたかったのかもしれない、ただただ悲しかったのかもしれない。悔しいと感じても間違いじゃないし、怒りと感じても問題ない。自分の気持ちを素直に感じる、その湧き上がってくる気持ちを認めてあげる訓練はよいと思います。

自分が自分のためにしてあげることを見つけるレッスンを

「とはいえ、今の私を好きになれないし」という不安感や、「じゃあこの悶々とした思いをどうすれば」という虚無感があるなら、ちょっと思考を未来へ向けてみましょうか。〝今の私を丸ごと変える〟ではなくて、〝今の私ができることを増やす〟、という視点です。〝変わる〟ではなくて、〝増やす〟。どうでしょう、これならできそうじゃないですか？　なんでも初めてはできませんが、練習すればできるようになるので、まずは「できることを増やそう」と、心がけていくことが大事です。

例えば、自分をやさしくいたわってあげること。傷ついているこころをそっと包むように、リラックスさせてあげることです。そのために自分ができることを、一つでも二つでも見つけてみませんか。どうしたらリラックスできるか、どうやったらこころが休まるか、どんな方法が考えられるか、自分にはどれが合っているか。その中で自分がすぐにどこでも実践できることはあるか。

絶対的に正しいことなんて、この世にはありません。苦手なこともがんばって克服すべきかもしれないけれど、苦手なことを避け、大好きなことだけをやり続けた人が、その後大きな成功を収めているケースもあります。「いつでも謙虚でいるべき」と言われるけれど、周りの空気を読まずにガンガン行動していった人が、成功したり、世のためになっていたりすることもあります。それに、そもそも〝成功する〟ことが、絶対の善というわけでもありませんよね。はたから見ればおおよそ平凡な人生が、本人にとっては豊かで最高の一生だったりもします。何がよいことなのかの判断基準は、人によっても、時代によっても変わり、すべてが曖昧。そんな不確かで無責任な判断基準に自分の身を委ねて、よし悪しを判断されるよりも、自分が自分のためによいことをしてあげた方が、ずっといいと思うのです。

そもそも自分を好きにならなくても、よいのかも？

自分の弱さは、強さでもあります。仕事が遅い人は、細かいことにも気を配って丁寧な仕事をする人でもあります。小さなミスが多いと嘆く人は、仕事を誰よりも早く終わらせることができる人です。あなたがダメだと感じることは、長所にもなり得ると思いますよ。それに意外と、自分に自信があるように見える人もそうでなかったり、自分のことを好きだと思っていると周りからは感じられている人でも、そうでなかったりすると思います。そう考えると、もしかしたら、自分のことは好きも嫌いも、そもそも考えなくてよいのかもしれません。今あなたができることをちゃんとやる。できないことはやらずに、できる人に託す。それできっと大丈夫です。

僕の同業者仲間にも、すごい人はたくさんいます。莫大な量の知識を持ち、一つ聞いたら山のように答えが返ってくる人とか、カウンセリング技術が優れていて、ちょっと話すだけでもとんでもなくこころが安らげる人とか、もう挙げたらキリがありません。技術、能力の差は存在します。その人たちをライバル視して闘おうなんて思ったら、僕はもう勝てません。じゃあ、

「僕は何かできるかな」というところです。僕自身も今まさに、いろいろやりながら見つけている最中。すぐには見つからないけれど、でも、たまたま見つかる場合もある。それに、逆にそういうすごい人が周りにいるから、「何くそ〜」と思って、自分も足掻き続けていられます。足掻いていれば何か摑めるだろうと思いながら自分にできることを探して奔走し、疲れたら散歩でもして自分を存分にリラックスさせてあげて、そしてまた足掻いて、の繰り返し。

他人と比べてもしょうがないとわかっていても、比べてしまう、それもみんなそうだと思います。謙遜が美徳とされる時代に、僕も含め周りのみんなも、「うちの愚息が」「うちの子なんて」と、親に言われながら育ってきました。苦手なこともがんばれがんばれと、先生に指導されながら成長してきました。だから、いつだって比べちゃうのはしょうがないです。そうやって育ってきたんですもん、仕方ない。みんなそうですよ。

「人付き合いが苦手です」

人見知りで、人付き合いも苦手です。極力、人と関わることを避けて過ごしていますが、子供の学校関係や近所の方など、日常生活を送るうえでどうしても交流が避けられない場面があります。そういうときは、病気かと思うほど、行く前からひどい緊張で調子が悪く、帰ると疲れがどっと出て、ソファから立ち上がれないぐらいです。人見知りが直ればいいなと思ったこともありますが……。

何かアドバイスはありませんか？

コミュ力なくて、大丈夫です

最近では〝コミュ障〟という言葉もあったりして、コミュニケーション能力が低いことは悪いこと、みたいに言われます。生きていくうえで確かにあればよいかもしれないけど、なくても問題ない。僕自身、コミュ力はとくに意味がないと思っています。だから、「人見知りで人付き合いが悪い」？　問題ないです。「避けられないからやっている」？　こなしただけ立派です。特別苦手なことをやってきたのだから、その日は疲れてぐったりするのは当然。至って普通の状況です。そのうえで僕からアドバイスできることは、自分を大いにいたわってください、ということだけです。「よくがんばったね」、「苦手なことなのによくやったよ」と、十分に自分をねぎらい、早めに眠りについてしっかり休息をとってください。

かくいう僕も、人付き合いは苦手な方です。飲み会も滅多に行きません。コミュ力が高い人をときに羨ましく感じることもありますが、同時に、しんどくなるのが想像できて、自分には無理だ、とも思います。そうやって人生を過ごしてきて、困ったこともさほどありませんから、今のままで大丈夫。人見知りを克服する必要なんてないし、無理に人付き合いをよくする必要もありませんよ。

「小さなことで傷つきやすい性格を直して もっと自分を高めたいです」

昔から些細なことが気になったり、小さなことで傷ついたりするタイプでした。大人になるにつれ、どうやら他の人はそこまで気にしていないということに気づきました。こういう、普通とは違う性格みたいなものは、中医学で直りますか？　また中医学では、どのように判断されるのでしょうか。

気にしやすい今の自分から抜け出す方法はありませんか？

あなたの特性を活かす生活を

中医学は、症状から判断して整えていくので、例えば、下痢をするだとか、吹き出物がよく出るだとか、気にしやすいからいつも不安感が強いだとか、そういったあらゆる症状をまずお聞きしないと、どのような対策が適切かはお答えできません。中医学ではこころと体は同じものと考えるので、体の症状を整えていくと、こころも健やかな状態になっている（またその逆も然りですが）、そういう理屈です。

ただ、僕がこのお悩みについて思うことは、気にしやすいというのはその人が持って生まれた特性であって、それを〝直す〟という視点よりも、この特性をうまく活かしながら、それに合わせてライフスタイルを整えていく視点を持つ方が、本人がより幸せに暮らせるのではないか、ということです。些細なことが気になる、ということは、些細なことに気付ける能力があるわけですし、傷つきやすいということは、自分以外の他人のことでもこころを痛めやすいという点で、共感力が高いということになります。ガサツな人が多いこの世の中で、些細な変化に気づけて共感力が高い、これは望んでも手に入らない能力だと、少なくとも僕は思います。

人間の性格ってそんなに簡単には変わりません。だから、「私のこういう部分が嫌いだから、直したい」と思うことって、実はすごく辛い状況なんです。それよりも、「私はこういう性格だから、じゃあこうしよう」という方が、うまくいきます。確かにガサツな人の方が、何も気にしない、気付かないという点で、この世界では生きやすいかもしれませんし、そう見えるかもしれません。でも、そっちの生き方に自分を無理やり適合させるのではなく、自分自身が心地よく感じる生き方をできるように、周りの状態を整える方に意識を向ける感じです。

その特性は、きっと誰かの役に立つ

些細なことに気付いて傷付きやすいという特性に合わせた生活スタイルとなると、まずはニュースやSNSなどの類いは見ないことを強くおすすめします。余計なニュースや情報にこころを痛めたり、傷ついたりする必要はありません。意識して遠ざけるぐらいの感覚を持った方がいいでしょう。

また、誰にでもできるわけではありませんが、普通に出社して仲間と共に仕事をするような働き方は、もしかしたら向いていないのかもしれません。一方で、共感力が高いという点では、患者に寄り添い、伴走することが求められるカウンセラーや医者などの職業は、とても向いていると思います。些細なことに気がついて共感力が高いというのは能力なので、努力で近づける部分もありますが、天才的にできる人には敵いません。そういった、人を助ける職業は、むしろあなたにとって適職だと僕は思います。

僕自身、今の世の中では、〝正常〟とされる範囲が、ものすごく狭い感じがしています。いろんな人がいるわけで、もっともっと幅があってよいはずです。鬱々している人もいれば、イライラしやすい人もいて、すごい人もいれば、至って普通の人もいる。自分を高めることに興味がない人もいる。みんながみんな、すごくなろうとしなくてもよいと思うのです。本人が満足して普通に生活できていたらみんな〝正常〟、みんな〝普通〟。そのぐらい社会全体が寛容でいられたらいいのになあと、常日頃感じています。

「ＰＭＳで情緒が不安定に。生理痛もひどく、なんとかしたいです」

ＰＭＳ（月経前症候群）と生理中のときの不快感が重たい方という実感があります。ＰＭＳでは、気分の落ち込みが激しく、生理中は単純に腰やお腹の鈍痛がひどく、仕事を休むほどです。市販薬を飲んでなんとか乗り越えてきましたが、最近は痛み止めも効かなくなってきました。

ＰＭＳや生理中の不快な症状を改善する養生法はありませんか？

「気滞《きたい》」と「血虚《けっきょ》」が併発している可能性があります

「気」の流れが滞っている「気滞」と、「血《けつ》」が不足している「血虚」の二つが、絡み合っている症状ですね。

排卵後～生理前の高温期というのは、すごくストレスに敏感な時期です。なぜなら、排卵してから高温期までの間というのは、女性が妊娠する可能性がある時期。高温期に入れば、すでに妊娠している可能性がある期間ですよね。女性にとって生命に関わるとても大事なときで、非常に敏感で繊細な時期です。だから、本能的に人を寄せ付けないようにものすごく警戒している。寄ってくる人誰彼にやさしくして、もし流産でもしてしまったら困りますからね。ストレスが溜まりやすかったり、イライラしやすかったり、動物としてもともと敏感になりやすい時期であるのです。その後生理が来るとリセットされて元に戻る、という周期です。

ストレスを受けると、情緒を管轄している「肝《かん》」がダメージを受けますから、「気」の流れが滞りやすくなります。また、生理中は大量の出血を伴いますから、「血」が不足するのも当然です。ですから、お悩みの状況は、実は理にかなった、ある意味自然な症状とも言えます。ただ、それが日常生活を送れないぐらい不快なものであれば行きすぎた状態ですので、「気滞」と「血虚」

の対策を行っていくことで、痛みを軽減していきましょう。

中医学では、痛みには「不通則痛《ふつうそくつう》」と「不栄則痛《ふえいそくつう》」という2種類あると考えています。前者は、「通《つう》ざざれば即《すなわ》ち痛む」と読み、詰まると痛みが生じるという意味で、要はぶつけてたんこぶができたときに感じるような、鋭い痛みです。後者は、「栄《さかえ》ざれば即《すなわ》ち痛む」と読み、栄養不足で痛むという意味で、じんわりした鈍痛が多いです。PMSでは、「気」の巡りが悪くなることで「血」の流れも悪くなりますから、「不通則痛」で鋭い痛みを感じる。生理中は「血」を消耗しますから、栄養が足りなくなり、「不栄則痛」で腰がずーっと重く感じる、鬱陶しい痛みがある。お悩みの症状は、この両方を併発していると考えられるでしょう。

「気滞」の養生法

前述の通り、高温期はストレスが溜まりやすい時期で、些細なこともストレスに感じやすいです。そのため、いつも以上に、常に「気」を巡らせることが大事。こまめに休憩をとって、自分をリラックスさせてあげましょう。アロマオイルや生花など、好きな香りを嗅いだり、散歩に行って自然の景色や植物の様子、雲の流れを眺めたりすることは、気軽に試せるリラックス方法。最近の研究によると、ストレスの緩和には自然音がよいと言われています。小鳥のさえずりや川のせせらぎなどを聞くことが、ポジティブな感情や健康増進に有効であることが明らかになっているのです。

「血虚」の養生法

消費した「血」を補うために、生理中はとくに意識して「補血《ほけつ》食材」（P187）を積極的に摂りましょう。**ほうれん草、にんじん、黒豆、ごま（白黒どちらでも）、イカや肉類全般**もおすすめ。「血」のタンクは五臓の「肝」ですから、「肝」にダメージを与えないように、「肝」とつながりのある目を酷使しないことも大事です。食べたものから「血」が体内でつくられ、体にしっかり補給されるように、早く寝ることも心がけてください。

ちなみにPMSや生理中のお悩みは、実は漢方薬の得意分野。養生法の実践と並行して、漢方薬局・薬店を訪れて相談してみるのもおすすめです。意外とすぐに改善すると思いますよ。

「SNSを見ては嫉妬心やマウント心が生まれます。こんな卑屈な性格をなんとかしたいです」

海外旅行に行った友達の投稿を見れば、羨ましいと口に出すのは悔しいので、涼しい顔を装って、カジュアルなコメントを残します。別の友達がブランドのバッグを持っていれば、同等かそれ以上のものをフリマサイトで探して購入します。そんな自分を醜く感じるのですが、嫉妬心やマウントを取りたい気持ちを抑えることができません。冷静に考えれば、友人らが私に対して自慢げに語っているわけでもないのですが……。

歪んだ考え方を直すにはどうしたらよいのでしょうか?

「気虚《ききょ》」と「血虚《けっきょ》」で、こころが敏感になっているのかも

ほかの症状もお聞きしないと断言はできませんが、外からの刺激に対してこころの反応が敏感になっている気はします。中医学的に言うと、健やかに生きるエネルギーである「気」と、精神を安定する作用も持つ「血《けつ》」の両方が不足している、「気虚」と「血虚」の状態です。

中医学では、強風や寒さや暑さ、乾燥など、外からの刺激で体の不調になるものを「外邪《がいじゃ》」と呼びます。ウイルスや細菌、花粉などもそうですね。「外邪」から体を守るための衛兵も存在していて、それが「衛気《えき》」という「気」の一種です。この「衛気」は、例えば爆音や激しい色など、外から受けるさまざまな刺激や情報による負担からも、体を守ってくれます。だから「衛気」が弱いと、風邪などを引きやすいうえ、外からのあらゆる刺激の影響を受けやすい。逆に「衛気」が強ければ、多少のことではダメージを受けません。嫉妬心を煽るようなSNSを見たところで、一瞬感情は揺らいでも、そこから何か行動を起こすまでにはいきません。「羨ましいけど、ま、ごはんでも食べよう」と受け流して、意識を別へ向けることができますから、まずは「気虚」と「血虚」の養生法（P118、P34）を参考に、元気になることを優先しましょう。

情報は自分から取りに行く姿勢で

そのうえで、SNSの発達によって、無限の情報を楽に受け取れるようになった点に、今回のお悩みのヒントが隠されている気がします。情報には雑音も含まれます。玉石混交のいろいろな情報が見えるようになったことで、ストレスが増えたという側面もあると僕は思っています。その点で、情報過多になっていないか、自分のキャパを超えて情報が入ってきていないかを考えてみてください。こころが受け止められる量は人によって違うので、もし些細な情報でも惑わされやすい自覚があれば、SNSを遮断する、テレビも見たいものだけにして、ながら見は意識的にやめる方がよいでしょう。SNSのミュートやブロック機能もぜひ活用してください。僕はXで発信していますが、仕事のスイッチが入ってストレスにもなりますから、平日18時以降は閲覧しないと決めていますし、土日も発信はしても閲覧はしません。また、フォローした人からの投稿しか上がってこないツールを使用して、不快な情報から自分の身を守っています。AIのおすすめが上がってこないので、変な情報にぶち当たって、自分の気持ちが揺さぶられることもありませんよ。逆に、ちょっと疲れたと思ったときに、親切が連鎖する様を映した感動する動画を覗くと、こころが安らぐこともあります。そんなふうにSNSのいい点もありますが、情報は浴びるのではなく、自分から必要なものだけ取りに行く、という姿勢で付き合うのがよいと思います。

ちなみに僕の働くお店では、見ようと思えば、先生、スタッフ全員の売り上げ等の一覧を見ることが可能です。ついそれを見ると、自分の売り上げが低いと落ち込んだり、他の先生方はこんなに予約が埋まっていると羨ましくなったりと、感情は揺さぶられます。これも情報が入ってくるから、ですよね。もし、閲覧にあたり、面倒な手間がかかるようだったら、多分見ません。せいぜい去年の自分と今年の自分の成績を比べるぐらい。けれど、人と比べるとなると、自分だけが悪いみたいな感覚に囚われてしまうから、厄介なものです。僕は一時、この一覧を毎日のように見ていました。落ち込むだけだから見なくていいと決意しても、やっぱり気になって見る自分もまた、います。そして、そういう自分に病む自分もまた、いるのです。今ではさほど気にならなくなり、見ることは少なくなりましたが、多かれ少なかれ、相談者の方の感情は、誰もが持ち得るものだと実感しています。

それに、嫉妬心から向上心が生まれ、自分の努力につながる場合も、執着心から何かを大成させる場合も、大いにありますから、必要以上に自分の感情を忌み嫌う必要はないかもしれません。とにかく〝自分の心地よさ〟を中心に据えて、不要なものは遠ざけてください。

効能別

食材リスト

本書で登場したお悩みに役立つ食材を中心に、効能別の一覧にしました。

１９０ページから紹介している食材の「五味」と併せて、食材の旬も意識しながら、ぜひ、普段の食生活に役立ててください。

一つの食材で複数の効能を持つものもあります。

「気」をつくる

補気《ほき》食材

- 米
- じゃがいも
- さつまいも
- 長いも
- かぼちゃ
- とうもろこし
- にんじん
- さやいんげん
- ブロッコリー
- カリフラワー
- しいたけ
- 大豆
- 豆腐
- 湯葉
- 鶏肉
- 豚肉
- 牛肉
- 鶏卵
- イカ
- エビ
- タイ
- タチウオ
- スッポン
- ぶどう
- 桃
- 黒砂糖
- 氷砂糖

「気」を巡らせる

理気《りき》食材

- ピーマン
- 玉ねぎ
- えんどう豆
- キャベツ
- 春菊
- 大葉
- みょうが
- しょうが
- 三つ葉
- マッシュルーム
- わさび
- レモン
- みかん等柑橘類
- ジャスミン茶
- 八角

「血」をつくる

補血《ほけつ》食材

- キャベツ
- ほうれん草
- にんじん
- 黒豆
- 鶏肉
- 豚肉
- 牛肉
- 羊肉
- 上記４種の肉類のレバー
- 豚のハツ
- 鶏卵
- うずらの卵
- イカ
- カニ
- カキ
- ハモ
- ウナギ
- タチウオ
- ぶどう
- 松の実
- ごま（白・黒）
- 牛乳

体の潤いに
変わりやすい

補陰《ほいん》食材

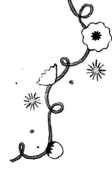

- 小松菜
- 白菜
- アスパラガス
- 長いも
- れんこん
- 白きくらげ
- 豆腐
- 湯葉
- ホタテ
- 梨
- りんご
- 柿
- 白ごま
- 牛乳
- 豆乳
- チーズ
- ヨーグルト

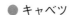

体を温めて
「陽」を高める

補陽《ほよう》食材

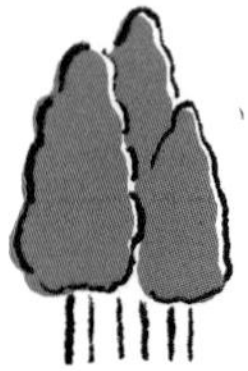

- 餅米
- かぼちゃ
- 玉ねぎ
- ねぎ
- にら
- いんげん豆
- にんにく
- 生姜
- 鶏肉
- 牛テール肉
- 羊肉
- 鹿肉
- アジ
- イワシ
- マグロ
- エビ
- あんず
- 桃
- 栗
- くるみ
- 松の実
- なつめ
- 黒砂糖

体の内側、
内臓を温める

温裏《おんり》食材

- 唐辛子
- シナモン
- クローブ
- こしょう
- 山椒
- 花椒
- 甘酒
- 紅茶
- 赤ワイン
- 清酒

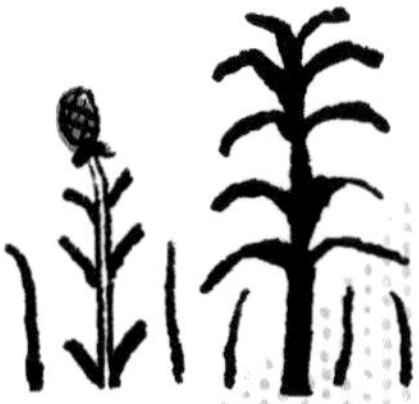

ドロドロをサラサラに
変えて排出しやすくする

化痰《かたん》・利水《りすい》食材

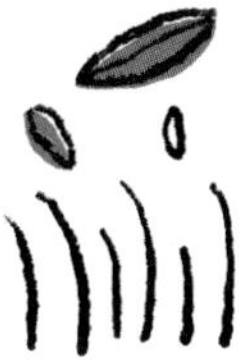

- 玉ねぎ
- 大根
- 水菜
- かぼちゃ
- なめこ
- えのき
- こんにゃく
- シシャモ
- アサリ
- 昆布
- ワカメ
- 海苔
- もずく
- アーモンド
- 豆乳
- ウーロン茶

体の「熱」を
取って冷ます

清熱《せいねつ》食材

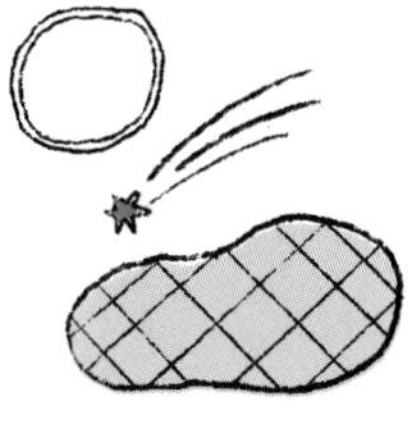

- トマト
- きゅうり
- ゴーヤ
- チンゲン菜
- なす
- 白菜
- 冬瓜
- シジミ
- カニ
- スイカ
- メロン
- キウイフルーツ
- パイナップル
- 緑茶

五味で考える

食材リスト

五行説の考え方を
飲食物にも応用したのが「五味」です。
単純に口にしたときの味から
分類しているのではなく、
効能から分類されている場合もあり、
必ずしもその食材に
該当する「五味」の味がする
というわけではありません。
一つの食材が複数の
「五味」に該当する場合もあります。

酸《さん》

酸っぱい

汗や血液など、
体液が必要以上に外へ
漏れ出るのを防ぎ、
体内に潤いを
留める力を持ちます

- 梅
- レモン
- プルーン
- 梨
- 酢

甘《かん》

甘い

滋養作用があり、筋肉や胃腸の
緊張をほぐすなど〝ゆるめる〟力で、
痛みを和らげます

- 米
- いも類
- 豆類
- レタス
- ごぼう
- オクラ
- かぶ
- セロリ
- 卵
- 鮭
- サンマ
- カレイ
- ウナギ
- アジ
- りんご
- 梨
- プルーン
- レモン
- 砂糖
- 蜂蜜

辛《しん》

辛い

「気」や「血」を巡らせる作用があり、
発散する力を持ちます。
風邪や肩こり、
冷え性にも効果的です

- 里いも
- かぶ
- ねぎ
- 高菜
- 春菊
- セロリ
- にんにくの芽
- ザーサイ
- こんにゃく
- らっきょう
- みょうが
- パクチー
- 三つ葉
- エゴマ
- 山椒
- 花椒
- クローブ
- こしょう
- ナツメグ
- 唐辛子

苦《く》

苦い

清熱・鎮静作用があり、
興奮や「熱」を鎮める力を持ちます。
不要物を外へ排出する
解毒効果もあります

- レタス
- らっきょう
- ゴーヤ
- 高菜
- ごぼう
- かぶ
- オクラ
- 三つ葉
- ヨモギ
- うど
- ふき
- つくし
- タラの芽
- うるい
- オオバコ
- アルファルファ
- 銀杏
- 緑茶

鹹《かん》

ミネラル分を
含んだ、
えぐみのある味

塩辛い

塊を柔らかくする作用があり、
潤いを補給する力も持ちます。
便秘にも効果的です

- イカ
- カニ
- タチウオ
- タラ
- ナマコ
- ムール貝
- 昆布
- ひじき
- もずく
- ワカメ

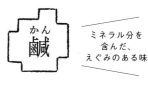

櫻井大典（さくらい　だいすけ）

漢方コンサルタント、国際中医相談員、日本中医薬研究会会員。

漢方薬局の家に生まれ、幼少の頃から漢方薬に慣れ親しみながら、北海道の自然の中で育つ。高校3年生のときに、アメリカ・カリフォルニア州へ留学。カリフォルニア州立大学へ進学し、心理学や代替医療を学ぶ。帰国後、イスクラ中医薬研修塾で中医学を学び、中国・首都医科大学附属北京中医医院、雲南省中医医院での研修を経て、国際中医専門員A級資格を取得。

現在は、電話およびSkypeで漢方相談にのっているほか、講演や書籍、雑誌、またX（旧Twitter）やnoteを通じ、現代に合った実践しやすい養生法を幅広く発信。Xのフォロワー数は18万人を超え、より多くの人々に中医学の知恵をやさしく、わかりやすく伝え続けている。

HP　https://yurukampo.jp/
note　https://note.com/pandakanpo/
X　@PandaKanpo

デザイン　川村哲司（atmosphere ltd.）
イラスト　岩間淳美
DTP　明昌堂
校正　小出美由規
構成・文　遊馬里江
編集　楢原沙季

こころゆるませ漢方養生

発行日　2024年7月17日　初版第1刷発行

著　者　櫻井大典
発行者　秋尾弘史
発行所　株式会社 扶桑社
〒105-8070
東京都港区海岸1-2-20
汐留ビルディング
☎03-5843-8581（編集）
☎03-5843-8143（メールセンター）
www.fusosha.co.jp
印刷・製本　株式会社 加藤文明社

ISBN978-4-594-09710-3